Hans Tilscher, Elena Wattrodt-Eckardt
Richtig bewegen im Alter

VORWORT

Die Zeit, die ist ein sonderbares Ding.
Wenn man so hinlebt, ist sie rein gar nichts,
aber dann auf einmal, da spürt man nichts als sie.
(Der Rosenkavalier – die Marschallin)

Altern bedeutet Veränderung und beginnt eigentlich mit der Geburt. Der Strom der Zeit lässt unseren Körper, unsere Seele, unser Denken anders werden. Was bestehen bleibt, sind die ethischen Werte. Leben heißt Bewegung, wobei die Seele (Psyche) und der Körper (in erster Linie der Bewegungsapparat) eine Einheit bilden.

Die ständige geistige Auseinandersetzung mit den immer schneller dahineilenden Tagen sollte mit Gelassenheit und innerer Kraft erfolgen. Die Bewältigung des Alters ist ein Teil der Bewältigung des Lebens.

Zahlreiche wissenschaftliche Arbeiten behandeln das Thema des Alterns mit Hilfe von Statistiken und versuchen so zu objektiven Erkenntnissen zu kommen. Zusätzlich zur „Evidence-based Medicine" gibt es aber noch die Erfahrung („Experience-based Medicine") mit alternden Menschen, die weit über die statistischen Erkenntnisse hinausgeht.

Während meiner langjährigen Tätigkeit als konservativer Orthopäde habe ich viele Begegnungen mit älteren Menschen gehabt und erfahren, welche körperlichen und seelischen Probleme das Altern mit sich bringen kann und welche Fragen die Menschen zu deren Lösung haben. Mit diesem Buch möchte ich dem Wunsch nach Informationen, was zu tun und was zu unterlassen ist, von konservativ-orthopädischer Seite nachkommen und dazu beitragen, dass Menschen schmerzfrei altern und lang leben.

Univ. Prof. Dr. Hans Tilscher

DANKSAGUNG

Medizinische und soziale Fortschritte lassen die Menschen älter und alt werden. Jedoch beeinträchtigen Veränderungen am Stütz- und Bewegungsapparat mit ihren oft schmerzhaften Beweglichkeitsstörungen die Lebensqualität des alternden Menschen. Die 31 Jahre lange Tätigkeit als Leiter einer Abteilung der von mir 1971 gegründeten Schule für konservative Orthopädie und Rehabilitation sowie die wissenschaftliche Bearbeitung dieses Themas im Ludwig Boltzmann Institut für konservative Orthopädie und Rehabilitation vermittelten mir die entsprechenden Erfahrungen, um die beim Altern drohenden bzw. bereits wirkenden, krankmachenden Störfaktoren rechtzeitig zu erkennen und Strategien dagegen zu entwickeln. Das Wissen um die Anliegen älterer Menschen, ihr Bedürfnis nach Information und die Notwendigkeit einer effektiven Prävention waren die Voraussetzungen für das vorliegende Buch. Das tatsächliche Zustandekommen wäre jedoch ohne die Kooperation meines Teams nicht möglich gewesen und ich möchte daher jedem Einzelnen dafür danken. Im Vordergrund stehen die profunden Kenntnisse von Frau Elena Wattrodt-Eckardt, meiner jahrelangen äußerst wertvollen Mitarbeiterin. Der Leiter des Büros von SOS-Körper, Herr Rüdiger Puff, hat zur Präzisierung der Probleme der SeniorInnen beigetragen und an der Illustration mit Fotos wesentlich mitgewirkt. Frau Mag. Marion Rucker gab mir wertvolles Feedback zum Inhalt und führte das Manuskript durch stilistische Korrekturen und übersichtliche Strukturierung zur Druckreife. Frau Dr. Renate Barker, Präsidentin der „Österreichischen Arbeitsgemeinschaft zur Schmerzbekämpfung", hat sich äußerst verdienstvoll um die sozialen Möglichkeiten und Angebote gekümmert und diese im Buch auch vorgestellt. Frau Univ.-Prof. Dr. Elisabeth Preisinger konnte dafür gewonnen werden, ihre Erfahrungen mit Maßnahmen bei der Osteoporose einzubringen. Frau Sabine Witty, seit 27 Jahren meine Mitarbeiterin, hat durch ihre Erfahrung im Verfassen von wissenschaftlichen Arbeiten und Büchern einmal mehr ihre Unverzichtbarkeit bewiesen. Von außerordentlicher, letztlich auch entscheidender Bedeutung war die spontane Bereitschaft von Frau Dr. Sigrid Neulinger, das Buch beim Maudrich Verlag herauszugeben und die hierfür notwendigen Aktivitäten schnell und problemlos zu setzen. Vor allem die Ausstattung des Buches ist mit besonderem Dank zu quittieren.

Schlussendlich danke ich allen Menschen, die – sich als alt bezeichnend – mir als Patienten ihr Vertrauen schenkten, die mir durch all die Jahre die Anliegen und Probleme des Seniorentums aus unmittelbarer Nähe beschrieben, die ich behandeln durfte, denen ich aber auch beizubringen versuchte, was sie selber tun könnten, und vor allem eines zu erhalten, was wir alle immer wieder brauchen, nämlich Hoffnung, berechtigte Hoffnung.

Univ. Prof. Dr. Hans Tilscher

INHALTSVERZEICHNIS

1 Alter ist keine Krankheit **15**

2 Heilgymnastische Übungen **17**
Übungen für die Gesunderhaltung der Wirbelsäule oder
für die Wiedergewinnung ihrer Funktionen 17
Aufgaben und Ziele der Übungen 18
Allgemeine Hinweise vor Übungsbeginn 18
Übungen für die Halswirbelsäule 19
    Übungen in Neutralhaltung 20
    Dehnung des Kapuzenmuskels 21
    Kräftigung der Halsmuskulatur 22
    Bewegungsübungen für die Halswirbelsäule 24
    Übungen für den Übergang Halswirbelsäule–Brustwirbelsäule ... 27
Übungen für die Brustwirbelsäule 28
    Dehnungsübungen für die Brustwirbelsäule 29
    Kräftigung der Zwischenschulterblattmuskeln
    und der Schulterblattfixatoren 31
    Bewegungsübungen für die Brustwirbelsäule 32
Übungen für den Beckenboden 34
Übungen für die Lendenwirbelsäule 36
    Dehnung des Hüftbeugers 37
    Dehnung der Rückenstreckermuskeln 38
    Dehnung der Schinkenspanner 38
    Stabilisation der Lendenwirbelsäule 39
    Kräftigung der Bauchmuskulatur 40
    Kräftigung der mittleren Gesäßmuskeln 41
    Kräftigung der Gesäßmuskulatur 42
    Übung für die Beweglichkeit der Lendenwirbelsäule 43

3 Die richtige Körperhaltung 45

4 Wirbelsäulenschmerzen und Beschwerden aus dem Bewegungsapparat 47
Der Schmerz als Warnsignal 47
Symptome von Wirbelsäulenbeschwerden und Gelenkproblemen 48
Möglichkeiten der medizinischen Behandlung 49
    Akutschmerz und seine Behandlung 49
    Chronischer Schmerz und seine Behandlung 50
Rehabilitation – Prävention 53
    Primärprävention 55
    Sekundärprävention 55
    Tertiärprävention 55

5 Nacken-Kopf-Schulter-Arm-Beschwerden 57
Der Nacken und seine Funktion 57
Die (Hals)Wirbelsäule und ihre Aufgaben 58
Schmerzen im Nacken 58
    Wie äußern sich Nackenprobleme? 60
    Was Sie selbst tun können 62

6 Kreuzbeschwerden 63
Ursachen für Kreuzschmerzen 64
    „Hexenschuss" 64
    Überbeweglichkeitskreuzschmerz 64
    Blockierungskreuzschmerz 64
    Muskulärer Kreuzschmerz 65
    Spezifische Kreuzschmerzen 65
    Die Bandscheiben 65
    Osteochondrose – die abgenützte Bandscheibe 65
    Osteoporose – ein Wirbelkörpereinbruch 65
Was Sie selbst tun können 66
    Tragen einer Mahnbandage 66

7　Die Gelenke 67

Die Hand 67
    Die Haut 68
    Die Fingergelenke 68
    Das Daumensattelgelenk 68
    Eingeschlafene Hände 69
    Greifen und Halten 69
    Hand- und Fingerübungen 70
    Geschicklichkeitsübungen für die Hände 72
    Geschicklichkeits- und Koordinationsübungen 73
Der Ellbogen 76
    Ellbogenprobleme 76
    Ellbogenübungen 76
    Dehnung der Unterarmmuskulatur 78
Die Schulter 79
    Schulterbeschwerden 79
    Schulterübungen 80
Der Fuß 84
    Die Haut 84
    Probleme mit den Zehen 84
    Sprunggelenk 85
    Schuhe – Einlagen 85
    Fußübungen 87
Das Knie 93
    Konservativ-orthopädische Behandlungen 93
    Therapieformen 93
    Heilbehelfe 94
    Was das Knie noch braucht – Regeln für gesunde Bewegungen 95
    Tragen 95
    Entlastung 95
    Knieübungen 96
Die Hüfte 102
    Coxarthrose – die Hüftarthrose 102
    Konservativ-orthopädische Behandlung 104
    Das Problem Operation 104
    Hüftgelenksübungen 105

8 Bewegungen im Alltag ... 113
Das Stehen ... 113
Das Sitzen ... 114
    Die Sitzgelegenheit ... 114
    Das Setzen ... 115
    Das Aufstehen ... 115
Der Tisch ... 116
Das Essen ... 116
Das Gehen ... 117
    Der Stock ... 118
    Die Stützkrücke ... 118
Hinauf und Hinunter ... 119
    Das Treppensteigen ... 119
    Die Rolltreppe ... 120
Bergauf – Bergab ... 120
Die (gefährliche) Leiter ... 121

9 Sturzgefahr ... 123
Sturzvermeidung ... 123
Sturz – was tun? ... 123

10 Das wichtige richtige Gleichgewicht ... 125
Geschicklichkeits- und Gleichgewichtsübungen ... 125
Übungen für die Beine ... 126
Richtiges Tragen ... 127

11 Weitere Situationen im Alltag ... 129
Heben ... 129
Tragen ... 130
Hausschuhe ... 131
Bett ... 131
Hinlegen – Aufstehen ... 132
Polster ... 133

12 Das Bad und die Toilette ... 135
Händewaschen ... 135

Zähneputzen, Mundhygiene ... 135
Die Badewanne ... 135
Badezusätze und Seifen ... 136
Die Dusche ... 136
Die Toilette ... 136

13 Die Kleidung ... 139
Zugempfindlichkeit ... 139

14 Der Boden ... 141

15 Der Haushalt ... 143
Einrichtung ... 143
Haushaltsbelastungen ... 143
Die Küche ... 144
Reinigungsarbeiten ... 144
Bettenmachen ... 145
Bügelarbeiten ... 145
Gartenarbeiten ... 146
Handarbeiten ... 146

16 Der Sport ... 147
Die Aufgaben des Sports ... 148
Sport im Alter ... 148
Sport trotz Arthrose ... 149
Was ist die Arthrose? ... 150
    Was das arthrotische Gelenk nicht mag ... 152
    Auflagen für ArthrosepatientInnen ... 153
    Ratschläge für ArthrosepatientInnen ... 153
    Schmerztherapie bei Sport trotz Arthrose ... 154
Wandern ... 154

17 Und wie ist es mit der Osteoporose? ... 157
Tägliche Osteoporose-Übungen ... 158

18 Psyche und Wirbelsäulenbeschwerden ... 163

19 Alter und Seele **167**

Anhang **171**
Soziale und finanzielle Hilfe für chronische SchmerzpatientInnen 171
    Österreich 171
    Deutschland 178
    Schweiz 183

Literatur 187
Glossar 189
Sachregister 191
Bildnachweise 205

1 ALTER IST KEINE KRANKHEIT

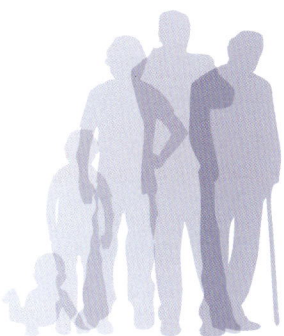

Der Gesundheitszustand im Alter hängt von verschiedenen Faktoren ab. So können diverse Ereignisse oder Lebensgewohnheiten in der Vergangenheit zu Problemen im Alter führen. Dazu gehören körperliche und seelische Überbelastungen, Unfälle, Erkrankungen, Fehler in der Lebensführung wie z. B. ungesunde Ernährungsgewohnheiten, der Konsum von Genussgiften und Ähnliches. Wie man altert und wie lange man lebt, wird auch durch ererbte Faktoren – die Gene – bestimmt.

Anhand unseres Alters – wie auch unseres Namens und Geschlechts – kann uns die Gesellschaft einordnen und identifizieren. Das Älterwerden kann aber auch ein Zeitabschnitt sein, in dem man sich mehr Zeit für sich selbst, für seine Seele und seinen Körper nimmt.

Für den Bewegungsapparat bedeutet Altern
- die Zunahme schmerzhafter Bewegungseinschränkungen,
- eine steigende Unsicherheit bei den Alltagsbewegungen und
- das Nachlassen der Kraft und der Ausdauer.

Doch „altersbedingt" kann auch, wie das Wort „Abnützung", zu einer Ausrede werden, die Beschwerden als schicksalhaft und unbeeinflussbar darstellt. Tatsächlich sind sie das meist nicht, doch darüber mehr im Folgenden.

Vielfältig sind die Möglichkeiten, selbst zu handeln, um Beschwerden zu verhindern oder zu lindern.

> **Dazu gehört vor allem einmal „Ordnung im Haushalt", d. h. Maßnahmen, um den Körper durch das tägliche Üben schmerzfrei und beweglich zu erhalten.**

Bewegen, Turnen, Üben – das ist es, was der Bewegungsapparat während des ganzen Lebens, also auch im Alter, braucht.

2 HEILGYMNASTISCHE ÜBUNGEN

für die fast noch oder wieder beschwerdefreien SeniorInnen („Ordnung im Haushalt")

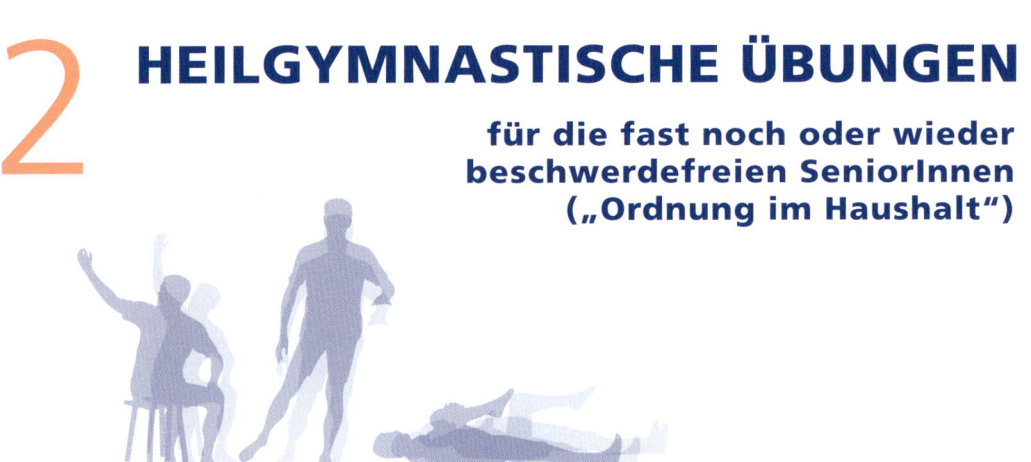

Übungen für die Gesunderhaltung der Wirbelsäule oder für die Wiedergewinnung ihrer Funktionen

Probleme mit der Wirbelsäule kennen leider nur allzu viele Menschen. Sie klagen über Schmerzen im Nacken-, Schulter- und Kreuzbereich. Durch eine richtige Gymnastik können diese Störungen bzw. oft bereits bestehende Beschwerden positiv beeinflusst werden.

Um die statischen und dynamischen Fehlbelastungen, den Stress und die Spannung abzubauen und auszugleichen, ist ein tägliches Gymnastikprogramm unerlässlich. Dies gilt in besonderem Maße für Menschen, die ständig den bereits aufgezeigten Belastungsfaktoren ausgesetzt sind.

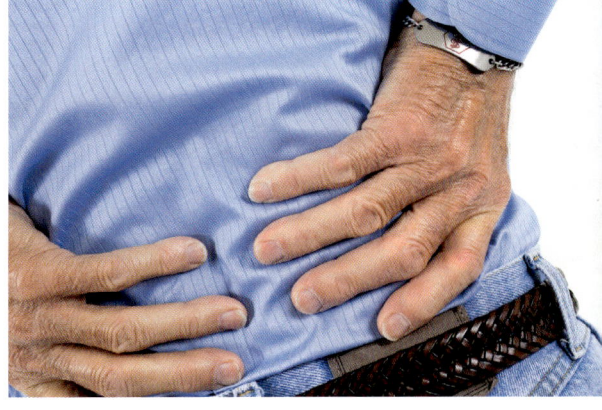

Das Programm für die tägliche Gymnastik wurde auf einige wenige und leicht erlernbare Übungen beschränkt, da die Erfahrung zeigt, dass lange Programme entweder gar nicht oder aber nur mit persönlicher Vorliebe für Einzelübungen – und zwar meistens jene, die der Übende am besten kann – ausgeführt werden. Dabei werden oft wesentliche Programmpunkte vernachlässigt.

Aufgaben und Ziele der Übungen

- Wirbelsäulenbedingte Beschwerden zu lindern und zu vermeiden
- Muskeln, die zur Verkürzung neigen, zu dehnen. Dazu werden Bewegungen durchgeführt, die einen verkürzten oder verspannten Muskel betreffen. In dem zu dehnenden Muskel darf dabei das Gefühl des Ziehens, aber nicht des Schmerzes auftreten. Die Dehnstellung ist etwa zehn Sekunden lang zu halten.
- Muskeln, die zu Abschwächung tendieren, zu stärken. Sie werden mit etwa sechzig Prozent der Maximalkraft sechs Sekunden lang angespannt. Diese Kräftigungsübungen dienen auch zur Stabilisierung von überbeweglichen Wirbelsäulenabschnitten.
- Wirbelsäulenabschnitte, die bewegungsgestört sind, gezielt zu bewegen, um die Beweglichkeit dieser Abschnitte bzw. von Segmenten zu normalisieren oder zu erhalten.

> **Die Übungen sollen in folgender Reihenfolge durchgeführt werden: Zuerst dehnen, dann kräftigen und anschließend bewegen. Zwischendurch entspannen.**

Allgemeine Hinweise vor Übungsbeginn

- Führen Sie die Übungen täglich einmal, wenn möglich zweimal aus – ein Leben lang!

- Die Übungen können von jedem gesunden Menschen, egal welchen Alters, geturnt werden.
- Im Zweifelsfall, besonders wenn schon Beschwerden bestehen oder bestanden haben, soll der Rat des Arztes eingeholt werden.
- Die Übungen dürfen nicht schmerzen!
- Während der Übungen ruhig atmen.
- Man darf schwitzen, aber nicht keuchen.
- Die Übungen werden dann wirksam, wenn täglich mindestens 5 bis 10 Minuten geturnt wird.
- Es müssen nicht jedes Mal alle Übungen gemacht werden, diese können nach Notwendigkeit, Lust und Laune gewechselt werden.
- Eine nicht zu weiche Unterlage benützen.
- Zwischen den einzelnen Übungen kurze Pausen machen.
- Am Anfang eventuell vor dem Spiegel üben.
- Versuchen Sie mehrmals am Tag einige Übungen in Ihren Alltag einzubauen, z. B. beim Zähneputzen oder Warten an der Kassa.
- Wenn Üben nur einmal täglich möglich ist, empfiehlt es sich die Gymnastik am Abend vor dem Schlafengehen durchzuführen. So wird der beliebten Ausrede „Zeitmangel" die Grundlage entzogen.
- Die Übungen sollten ohne beengende Kleidung barfuß absolviert werden.
- Eine abschließende warme Dusche fördert zusätzlich das Wohlbefinden.

Übungen für die Halswirbelsäule

Der Bewegungsapparat des Senioren tendiert zur allmählichen Beweglichkeitseinschränkung. Wenn dies die Halswirbelsäule betrifft, ist das besonders störend, da neben den bewegungsabhängigen Schmerzen auch die optische Orientierungsmöglichkeit (den Blick wenden), die ja von der Kopfbeweglichkeit abhängt, leidet. Andererseits ist gerade beim Senior die segmentale Beweglichkeitseinschränkung, zum Beispiel in den Kopfgelenken, in der mittleren und unteren Halswirbelsäule, aber auch in der unteren

Lendenwirbelsäule, Ursache von schmerzhaften Krankheitsbildern. Deshalb gilt es, bei den sogenannten Bewegungsübungen zu vermeiden, dass durch die Übungen störungshinweisende Beschwerden auftreten.

Die Beweglichkeitsübungen sollen langsam, ja geradezu bedächtig durchgeführt werden. So können entsprechende Nervenfühler das Üben als solches erkennen und weiterleiten. Es ist kein Zufall, dass zahlreiche Formen von Bewegungsabläufen, die sich in den verschiedensten Kulturen mit differenten Zielrichtungen im Laufe von Jahrhunderten entwickelt haben, etwa bei Tai Chi oder Yoga, langsam durchgeführt werden. Bei schnellen, ruckartigen Bewegungen droht durch die mangelhafte Kontrollfähigkeit eine Schädigung.

Übungen in Neutralhaltung

Haltungsübung im Stehen

☛ **Streck dich**
Stehen Sie aufrecht, die Arme hängen neben dem Körper. Nun spannen Sie die Gesäß- und Bauchmuskeln leicht an, die Handflächen nach vorne drehen, die Schultern gehen zurück und die Finger spreizen. Die ganze Wirbelsäule strecken, mit dem Hinterkopf als höchstem Punkt. 6 Sekunden halten, dann wieder entspannen. Am Anfang vor dem Spiegel üben.

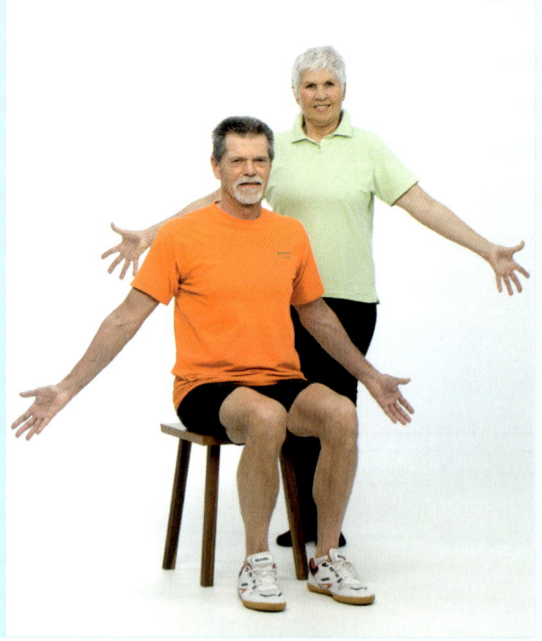

Haltungsübung im Sitzen

☛ *Schau mich an*
Die Beine stehen leicht auseinander, die Füße fest auf dem Boden. Die Arme sind gestreckt neben dem Körper. Drehen Sie die Handflächen nach vorne. Schieben Sie nun das Brustbein heraus, sodass die Schulterblätter nach hinten unten fallen. Jetzt die Fußsohlen leicht in den Boden drücken, Gesäß- und Sitzknochen zusammenziehen, die Wirbelsäule strecken, mit dem Hinterkopf als höchstem Punkt. Augen geradeaus. 6 Sekunden halten und wieder entspannen.

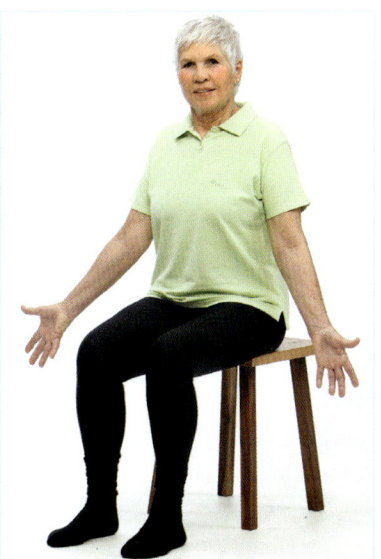

Dehnung des Kapuzenmuskels

☛ *Ohr zur Schulter – freier Nacken*
Setzen Sie sich aufrecht hin. Neigen Sie Ihren Kopf nach rechts und ziehen Sie den linken Arm in Richtung Boden, bis Sie die Dehnung im Nacken spüren. Mindestens 10 Sekunden halten, dann wieder entspannen, 2-mal pro Seite. Der Kapuzenmuskel ist ein psychischer Erfolgsmuskel, das heißt, dass er sich bei innerer Anspannung intensiv verspannt.

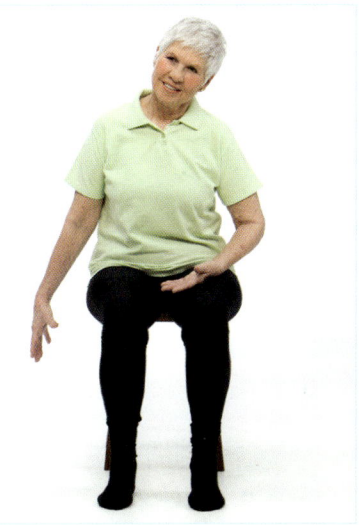

> Die folgenden Übungen bitte am Anfang unbedingt vor dem Spiegel üben, um sicher zu gehen, dass der Kopf in aufrechter Position bleibt.

Kräftigung der Halsmuskulatur

☛ Wie war das doch?

Setzen Sie sich aufrecht hin. Legen Sie eine Hand auf die Stirn und drücken Sie sie bei aufrechtem Kopf 6 Sekunden lang dagegen. Dann wieder locker lassen. 1- bis 3-mal.

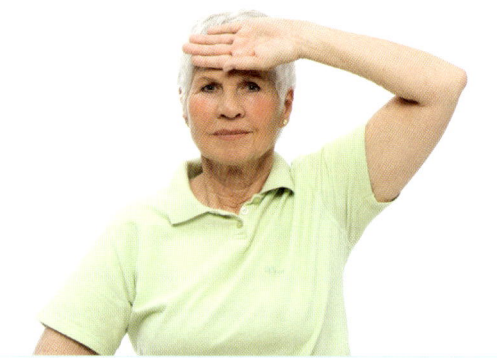

☛ Seitenstütze

Eine Hand an die Schläfe drücken und bei aufrechter Haltung 6 Sekunden halten. Dann wieder locker lassen und Seite wechseln. 1- bis 3-mal.

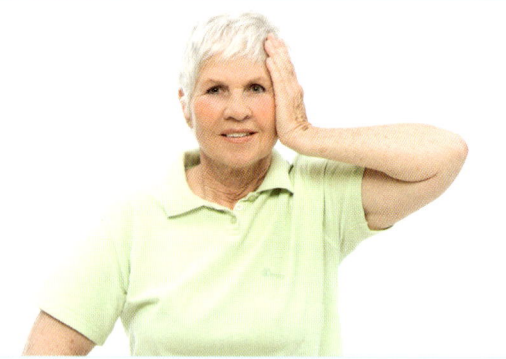

👉 Kinnstütze

Bei dieser Übung pressen Sie 6 Sekunden lang das Kinn gegen den Widerstand der Hand. Auf eine aufrechte Kopfhaltung achten. 1- bis 3-mal.

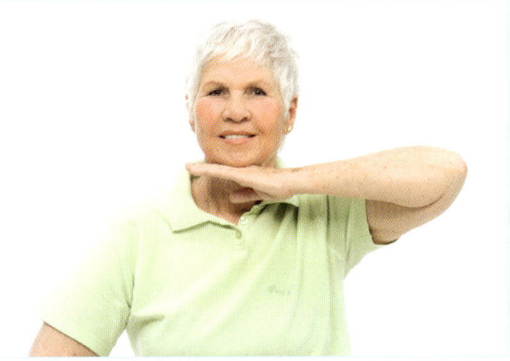

👉 Nackenstütze

Verschränken Sie Ihre Finger auf dem Hinterkopf und drücken Sie 6 Sekunden mit dem Kopf dagegen. Dann wieder locker lassen. Kopf aufrecht halten. 1- bis 3-mal.

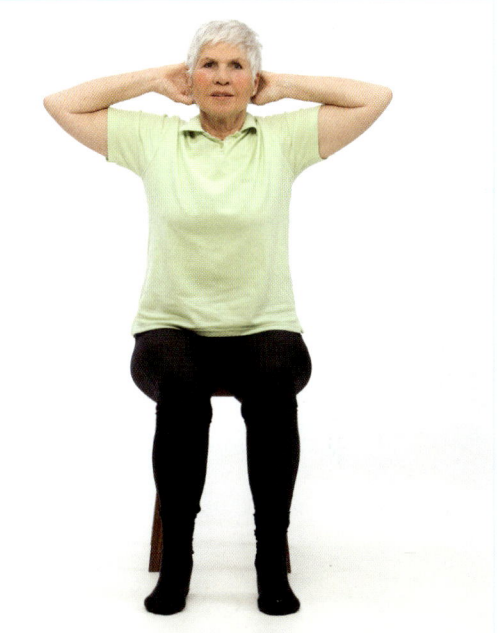

Bewegungsübungen für die Halswirbelsäule

Übung für das erste Bewegungssegment
(Hinterhaupt und erster Wirbel)

Durch die Kopfrotation wird eine Verriegelung der gesamten Halswirbelsäule erreicht, wodurch das Nicken nach links und rechts vor allem aus dem 1. Bewegungssegment erfolgt.

☞ *Guten Tag*

Drehen Sie den Kopf zur Seite und nicken Sie mehrmals, als ob Sie Ihre Nachbarin begrüßen würden, dann den Kopf zur anderen Seite drehen und der anderen Nachbarin zunicken. „Guten Tag Frau Müller, guten Tag Frau Meier"). 5- bis 10-mal.

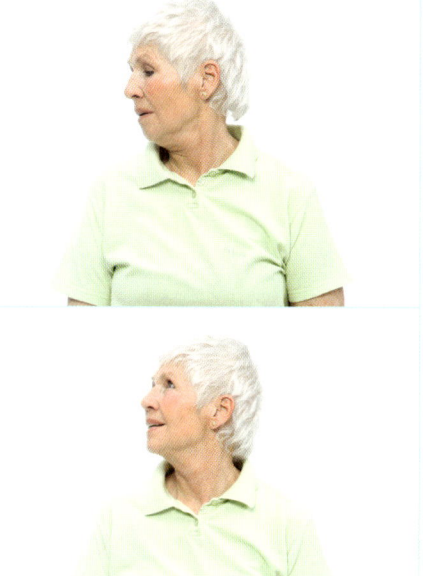

Übung für das zweite Bewegungssegment (erster und zweiter Wirbel)

☞ **Nein, Flocki!**

Der Kopf wird nach vorne geneigt, durch das Anspannen der Nackenbänder erfolgt in dieser Situation die Kopfrotation zwischen dem ersten und zweiten Halswirbel. In dieser Haltung den Kopf langsam nach rechts und nach links drehen, so wie beim Neinsagen zu einem kleinen Hund: „Nein, Flocki, du bekommst keinen Zucker!"
5- bis 10-mal.

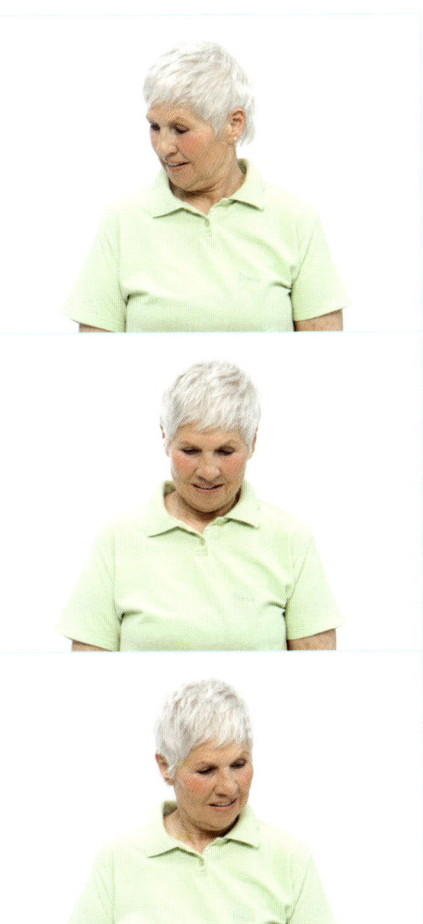

Bewegungsübung für die gesamte Halswirbelsäule

Vorsicht! Das sogenannte Kopfkreisen ist durch die Irritation der Halswirbelsäulenarterie nicht ungefährlich. Besonders das „Durchdrehen" des Kopfes nach hinten kann hier Schwindel und sogar Bewusstlosigkeit verursachen.

☞ Eisbärschwingen

Es genügt, den Kopf nach rechts oben zu drehen, dann zu senken und auf der anderen Seite wieder nach links oben zu bewegen. Die Übung erinnert an die stereotypen Bewegungen von in Gefangenschaft gehaltenen Eisbären und heißt deshalb „Eisbärschwingen". 5- bis 10-mal.

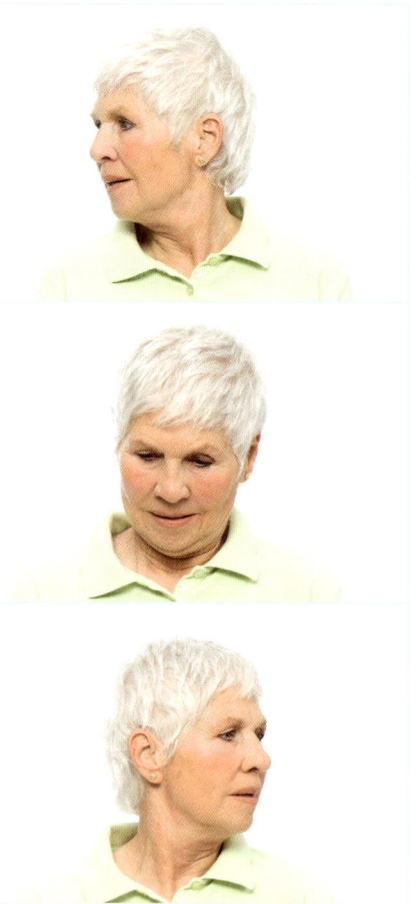

Übungen für den Übergang Halswirbelsäule-Brustwirbelsäule

Bei langem Sitzen, etwa beim Fernsehen oder Autofahren, kommt es zu einer schmerzhaften Überlastung der unteren Halswirbelsäule und der oberen Brustwirbelsäule.

☛ Doppelkinn

Setzen Sie sich aufrecht hin und schieben Sie Ihr Kinn leicht nach vorne.
Dann ziehen Sie Ihr Kinn so weit zurück, dass ein kleines Doppelkinn entsteht und der Nacken lang wird. Dann wird das Kinn nach vorne gedrückt und der Kopf langsam wieder zurückgezogen. 5- bis 10-mal.

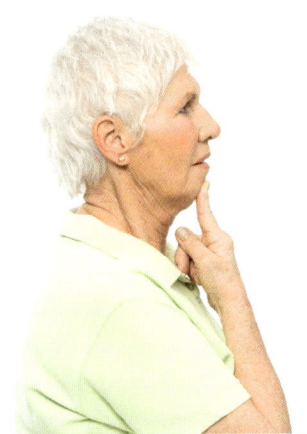

☛ Schulterkreisen

Ziehen Sie Ihre Schulter nach oben in Richtung Ohr, nach hinten, unten und wieder nach vorne. Mindestens eine Minute lang langsame Kreise durchführen, am besten rückwärts und gegengleich mit beiden Schultern. Dabei kommt es zu einer Bewegung in den Schlüsselbeingelenken, die obere Brustwirbelsäule wird durchbewegt, der große Brustmuskel gedehnt und die gesamte Schulter-Nackenmuskulatur besser durchblutet und entspannt.

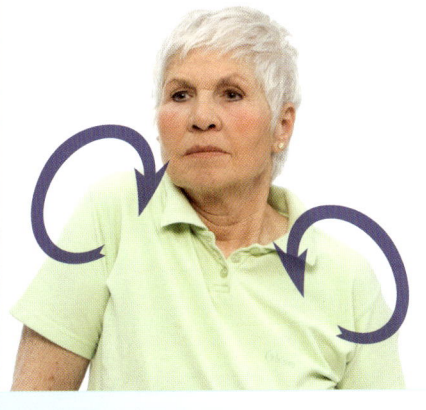

> Es wird oft beim Kopfbewegen über Reibe-, manchmal auch Krachgeräusche geklagt. Diese kommen auch bei jungen Menschen gelegentlich vor, sollten aber besonders dann, wenn dabei Schmerzen auftreten, von einem Arzt begutachtet werden.

Übungen für die Brustwirbelsäule

Die Brustwirbelsäule ist der bewegungsärmste Teil der Wirbelsäule überhaupt. Muskeln dieser Region werden daher oft wenig bewegt. Ein beim älteren Menschen entstehender Rundrücken ist auch Ausdruck einer Muskelbalancestörung.

Um – trotz Rundrücken – den Körper in eine annähernd aufrechte Haltung zu bringen, bedarf es einer vermehrten Rückneigestellung der Halswirbelsäule und der Lendenwirbelsäule. Außerdem kommt es durch die eintretende Bewegungsstarre der Brustwirbelsäule auch zu einer Einschränkung der Atembewegungen. Die folgenden Übungen sollen einem zunehmenden Rundrücken entgegenwirken, indem gewisse Muskeln gedehnt, andere gekräftigt werden und die Beweglichkeit der Brustwirbelsäule erhalten oder verbessert wird.

Dehnungsübungen für die Brustwirbelsäule

👉 Abschiedsgruß

Aus dem Sitzen wird ein Arm erhoben und bei leicht gebeugtem Ellbogen möglichst weit zurückgeführt – wobei wie immer ein leichtes Ziehen im Brustmuskel auftreten darf, aber keine Schmerzen (Vorsicht Schulter!). Den Arm 6 bis 10 Sekunden in dieser Position halten. Anschließend dieselbe Übung mit dem anderen Arm machen. Die Bewegung erinnert an das Winken zum Abschied.

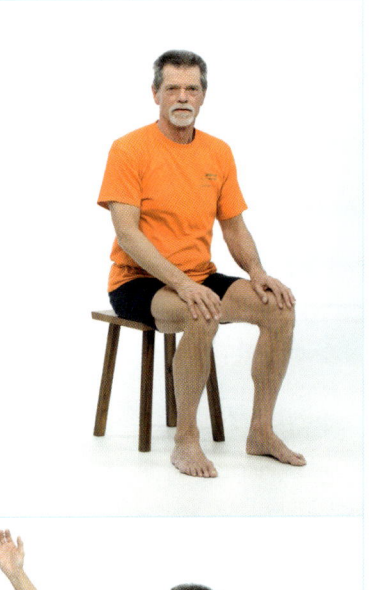

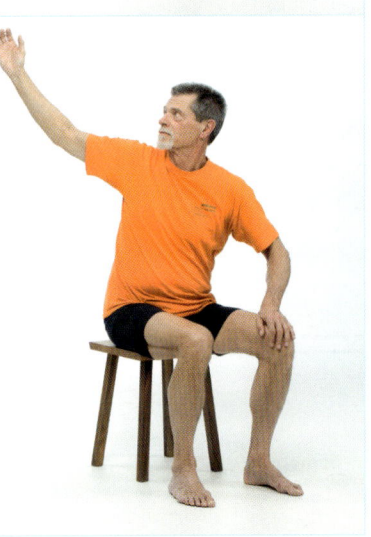

👉 Schraube

In Seitenlage liegen beide Beine im rechten Winkel gebeugt. Legen Sie die oben liegende Hand locker an den Hinterkopf und verdrehen Sie vorsichtig den Oberkörper nach hinten. Die Augen schauen dem Ellbogen hinterher. Mindestens 10 Sekunden in der Dehnstellung bleiben, dann zurückdrehen. 2–3-mal wiederholen und dann die Seite wechseln. Dies ist eine gute Übung, um die Beweglichkeit der Brustwirbelsäule zu verbessern.

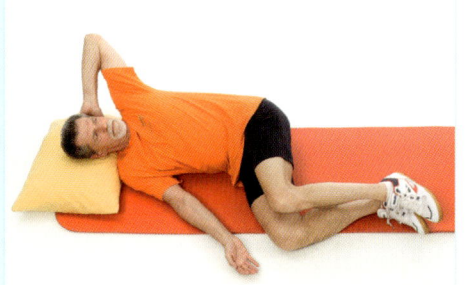

👉 Winkel

In Seitenlage liegen beide Beine im rechten Winkel gebeugt. Die Arme liegen nach vorne ausgestreckt übereinander. Schieben Sie jetzt die oben liegende Hand so weit wie möglich nach vorne. Bleiben Sie 10 Sekunden in der Dehnung, dann wieder entspannen. 2–3-mal, dann die Seite wechseln.

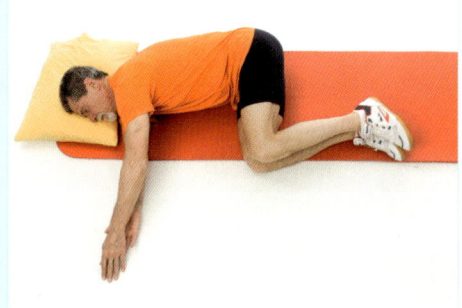

Kräftigung der Zwischenschulterblattmuskeln und der Schulterblattfixatoren

👉 Leere Hände

Die Ellbogen sind locker gebeugt, die Handflächen zeigen nach oben.

Ziehen Sie jetzt die Schultern deutlich nach hinten, sodass das Brustbein etwas nach oben gedrückt wird, jetzt noch den Hinterkopf nach oben schieben und in dieser Haltung 6 Sekunden bleiben. Atmen Sie regelmäßig weiter.

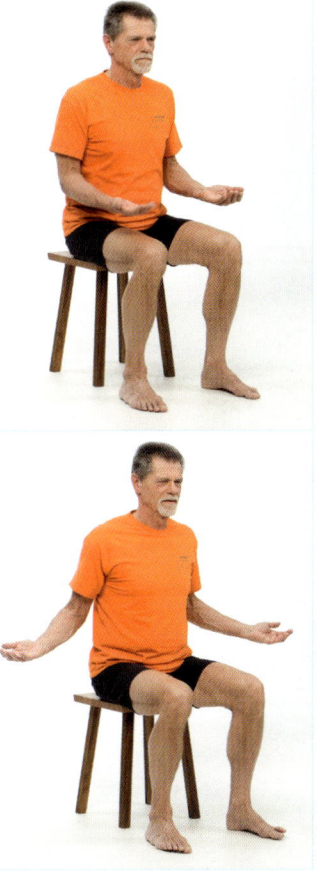

Bewegungsübungen für die Brustwirbelsäule

👉 *Ich bin ich*

Im Sitzen werden beide Arme leicht zur Seite gehoben, die Ellbogen sind gestreckt, die Handflächen werden zuerst nach hinten gedreht. Dadurch erfolgt automatisch eine Rundrückenbildung. Der Kopf wird nun nach vorne geneigt, dabei wird ausgeatmet. Unter gleichzeitigem Einatmen erfolgt das Drehen der Handflächen nach vorne. Dabei richtet sich die Brustwirbelsäule auf, die Augen blicken nach oben, die Halswirbelsäule wird aber nicht nach hinten geneigt! Diese Übung 3- bis 6-mal wiederholen.

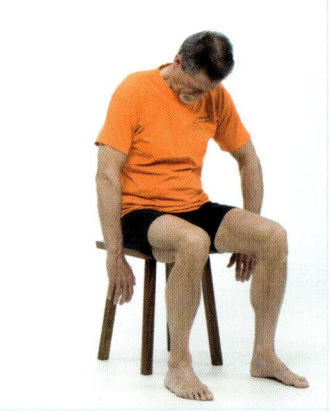

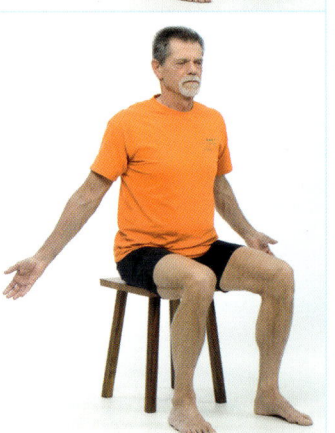

☛ Brust raus

In Rückenlage werden die Beine aufgestellt. Drehen Sie jetzt die Handflächen nach oben, ziehen Sie die Schulterblätter in Richtung Wirbelsäule und versuchen Sie das Brustbein nach oben herauszuschieben. Wenn Sie die Arme in die Unterlage drücken, verstärkt sich die Wirkung. Bei der Übung ist die Bildung eines Hohlkreuzes erlaubt. 6 Sekunden halten, 5- bis 10-mal.

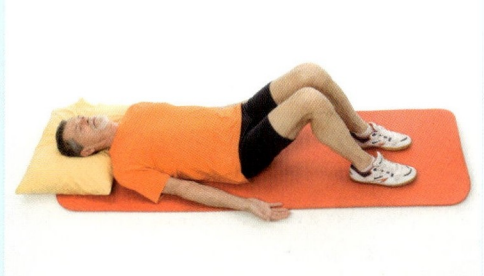

☛ Der Untertan

Im Knie-Ellbogen-Stand ziehen Sie das Kinn zur Brust und drücken Ihren Rücken nach oben hinaus (Katzenbuckel). Dann kommt die Gegenbewegung: Brustkorb in Richtung Boden drücken. Vorsicht: den Kopf nicht rückwärts neigen. 5-mal.

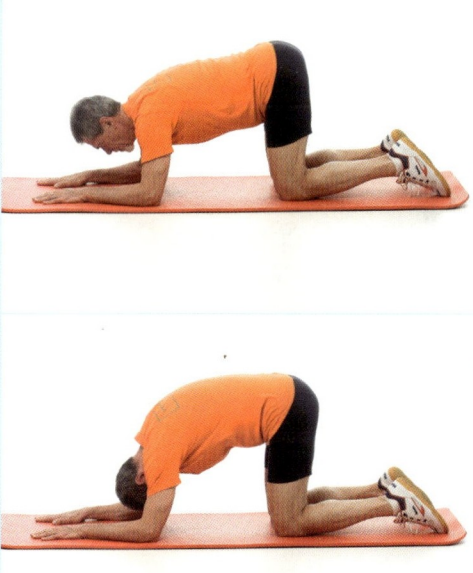

Übungen für den Beckenboden

Viele Jahre lang hat man geglaubt, dass der Beckenboden nur für Frauen interessant ist. Da aber der Beckenboden, insbesondere seine querverlaufende Muskulatur in Zusammenarbeit mit der Bauchmuskulatur, für die Stabilität in der Lendenwirbelsäule eine besonders wichtige Rolle spielt, ist er sowohl für Frauen als auch für Männer bei der Wirbelsäulengymnastik nicht mehr wegzudenken!

Die beste Bauchmuskulatur nützt einem nichts, wenn man nicht in der Lage ist, Spannung im Beckenboden aufzubauen. Erst dann kann die Lendenwirbelsäule stabil gehalten und können alltägliche Belastungen, die auf die Wirbelsäule einwirken, gut abgefangen werden.

Für die Stabilität in der Wirbelsäule ist es besonders wichtig, die Sitzbeinknochen in die Mitte zueinander ziehen zu wollen. Dabei kommt es zu einer Streckung der Lendenwirbelsäule und die kleinen Rückenmuskelsysteme werden aktiv unter Zug gesetzt.

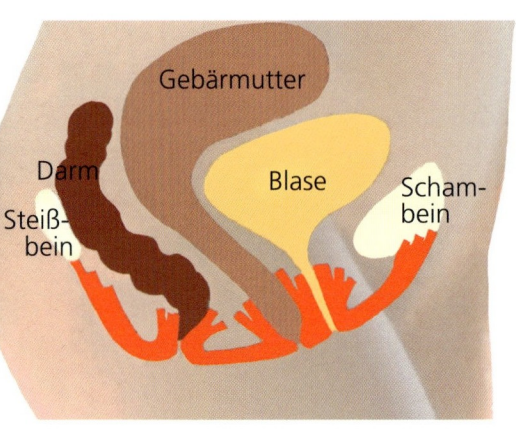

Die andere, altbekannte Funktion der Beckenbodenmuskulatur ist die Schließfunktion, die besonders nach Schwangerschaften und in zunehmendem Alter durch das natürliche Nachlassen der Muskelspannung auch unbedingt trainiert werden sollte.

Dabei hilft die Vorstellung, den Harndrang zurückhalten zu wollen und den Beckenboden wie ein Zelt nach oben zu ziehen.

☞ Beckenrollen

Setzen Sie sich und nehmen Sie beide Hände zur Kontrolle ans Becken, die Füße stehen leicht auseinander. Beginnen Sie langsam das Becken nach vorn zu rollen, sodass ein Hohlkreuz entsteht. Dann machen Sie die Gegenbewegung, ziehen Sie die Sitzknochen zusammen, das Becken rollt nach hinten und der Rücken wird rund. 10-mal langsam wiederholen, dabei entspannt weiteratmen.

Dies ist eine ideale Übung zum Wahrnehmen der Sitzknochen und zur Entspannung der Muskulatur im Bereich der Lendenwirbelsäule.

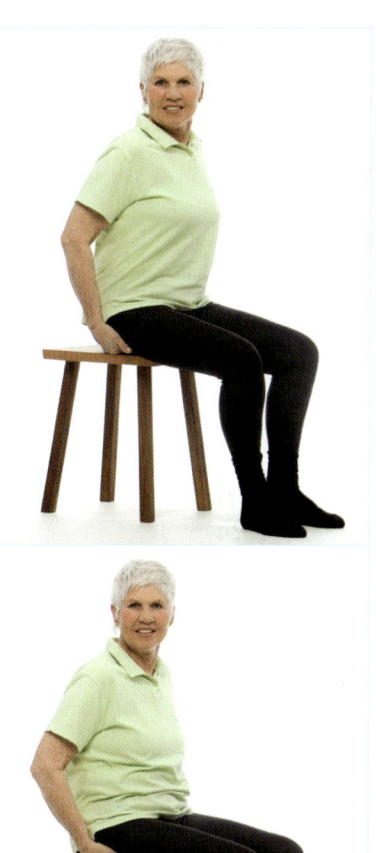

☛ **Grundspannung**
Am besten beginnen Sie das Beckenbodentraining in Entlastung, das heißt im Liegen.
In Rückenlage werden die Beine aufgestellt, stehen aber leicht auseinander.
Mit den Händen das Gesäß umfassen. Unter den Fingerspitzen ist die

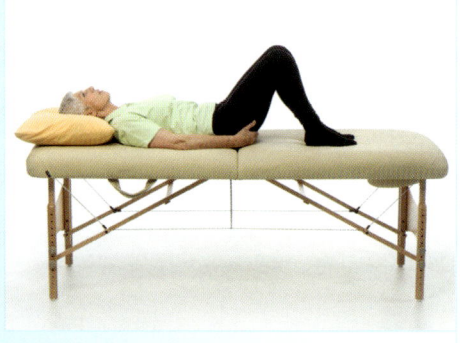

Bewegung der Sitzknochen spürbar. Jetzt sollen die Sitzknochen in die Mitte zueinander bewegt und die Schließmuskulatur aktiviert werden. Die Gesäßmuskulatur kann zu Beginn mithelfen. Den Nabel leicht in Richtung Wirbelsäule ziehen und diese Spannung 5 Sekunden halten. Dabei gleichmäßig weiteratmen.
Als Steigerung kann ein Polster oder ein kleiner Ball zwischen die Knie gelegt und während der Übung zusammengedrückt werden.

Wenn Sie die „Grundspannung" im Liegen gut beherrschen, können Sie beim „Spannungsaufbau" im Sitzen und im Stehen auch jedes Mal die Beckenbodenmuskulatur anspannen.

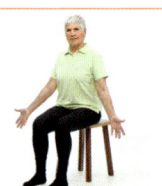

Übungen für die Lendenwirbelsäule

85 % der Menschen in den Industrieländern haben oder hatten schon Kreuzschmerzen. Umso mehr muss durch entsprechende Übungen den Beschwerden vorgebeugt werden – beziehungsweise müssen bereits beste-

hende Beschwerden nach Beratung durch den Arzt mit gezielter Gymnastik beeinflusst werden.

Auch hier gibt es wieder unterschiedliche Übungen, die die zur Verspannung und Verkürzung neigenden Muskeln dehnen sollen, wie zum Beispiel den Rückenstrecker und den Hüftbeuger. Auf jeden Fall müssen die Bauchmuskeln gekräftigt werden, die bei vielen Menschen zum Schwächerwerden tendieren.

Dehnung des Hüftbeugers

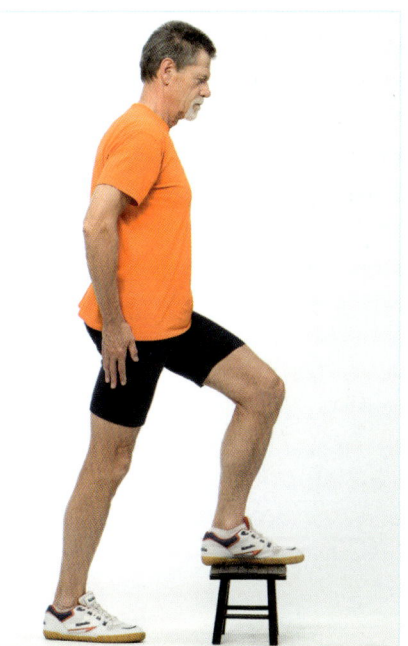

☞ *Ausfallschritt*

Aufrecht stehen. Ein Fuß wird auf einem Sessel oder einer Stufe abgestellt. Die Dehnung wird durch eine kleine Bewegung im Becken aufgebaut.

Spannen Sie jetzt Ihre Gesäß- und Bauchmuskeln an und schieben Sie das Becken langsam nach vorne, bis ein Ziehen in der Leiste zu spüren ist. Achten Sie darauf, nicht ins Hohlkreuz zu fallen – die Wirbelsäule gestreckt lassen. Mindestens 10 Sekunden bleiben, dann entspannen. 2- bis 3-mal pro Seite.

Dehnung der Rückenstreckermuskeln

☛ Wiege
In Rückenlage umfassen beide Hände die Kniegelenke. Nun drücken Sie mit den Knien gegen die Hände. Mit diesen ziehen Sie dann die Knie in Richtung Kinn, bis Sie die Dehnung im unteren Rücken spüren. 3-mal.

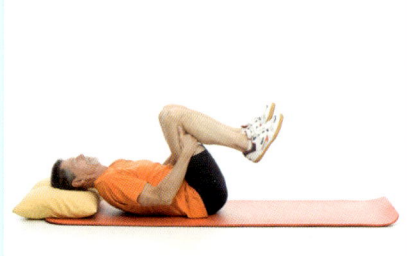

Dehnung der Schinkenspanner

Eine Muskelgruppe, die besonders häufig verkürzt ist, sind die sogenannten Schinkenspanner. Sie nehmen Einfluss auf die Stellung des Beckens und somit der gesamten Wirbelsäule und darüber hinaus auch auf die Funktion des Rumpfvorbeugens.

Die Schinkenspanner (ham strings) sind jene Muskeln, die vom Sitzbein auf die Hinterseite der unteren Extremitäten einstrahlen. Sind sie verkürzt, verhindern sie das gestreckte Heben des Beines in Rückenlage. Die folgende Übung dehnt die Schinkenspanner:

☛ Dehnung der Schinkenspanner
In Rückenlage sind beide Beine aufgestellt. Ziehen Sie erst mit den Händen ein Knie leicht an den Bauch und versuchen Sie dann, das Bein so gut wie möglich nach oben durchzustrecken, bis Sie die Dehnung an der Rückseite des Oberschenkels spüren. 10 Sekunden halten, 2- bis 3-mal, dann die Seite wechseln.

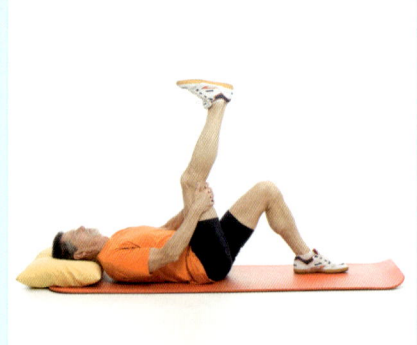

Eventuell können Sie ein Handtuch oder einen Gürtel als Hilfsmittel verwenden.

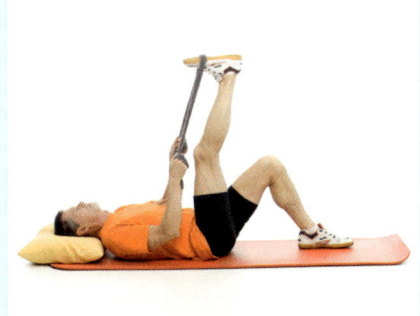

Bitte bedenken Sie:
Schmerzen sollen verhindert werden. Treten bei den Übungen Schmerzen auf, ziehen Sie im Zweifelsfall einen Arzt zu Rate.

Stabilisation der Lendenwirbelsäule

☛ „Grundspannung"

In Rückenlage sind beide Füße aufgestellt und stehen etwas auseinander. Legen Sie ruhig beide Hände ans Gesäß, denn jetzt wird das Gesäß gut angespannt, die Sitzknochen zueinander gezogen. Der Bauch geht leicht hinein. Diese Spannung 6 Sekunden halten, dabei normal weiteratmen, anschließend wieder entspannen.

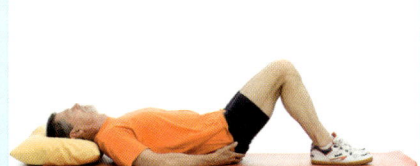

> Jedes Mal, wenn Sie die „Grundspannung" aufbauen, im Liegen, Sitzen oder Stehen, werden auch die kleinen Haltemuskeln der Lendenwirbelsäule gekräftigt, die für die Stabilisation wichtig sind.

Kräftigung der Bauchmuskulatur

☛ Das andere Knie

In Rückenlage sind beide Beine aufgestellt. Heben Sie einen Fuß vom Boden ab, und drücken Sie 6 Sekunden mit der gegenseitigen Hand von vorne gegen das Knie, bis Sie die Spannung im Bauch spüren. Wechseln Sie die Seite und achten Sie auf eine gleichmäßige Atmung.
5-mal pro Seite.

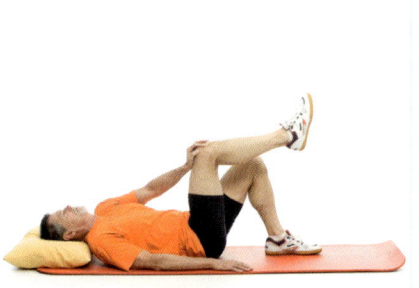

☛ Stemm' dich dagegen

In Rückenlage stellen Sie beide Beine auf. Heben Sie dann nacheinander die Füße vom Boden ab und drücken Sie mit beiden Händen gegen die Knie, bis Sie die Spannung im Bauch spüren. Atmen Sie dabei ruhig und regelmäßig. Nach etwa 6 Sekunden stellen Sie die Beine wieder nacheinander ab. 5-mal.

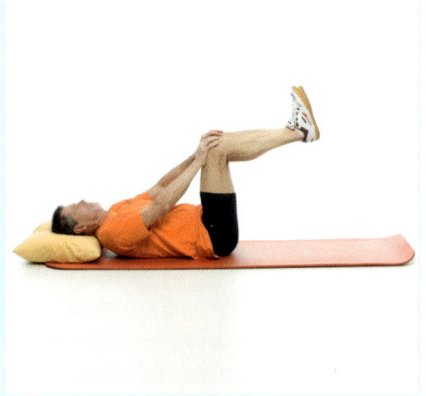

☛ Kraft im Bauch

In Rückenlage sind die Beine aufgestellt. Heben Sie dann nacheinander die Füße vom Boden ab, sodass beide Beine in 90° gebeugt gehalten werden. Die Wirbelsäule bleibt ganz ruhig liegen, der Bauch ist angespannt. Atmen Sie normal weiter. Jetzt beginnen Sie langsam einen Fuß 10 cm nach vorn zu schieben und wieder zurück, dann das Bein wechseln. Je besser Sie die Spannung im Rumpf halten können, desto weiter können Sie das Bein nach vorne ausstrecken. So oft wiederholen, bis Sie eine gute Spannung in Ihrer Bauchmuskulatur spüren.

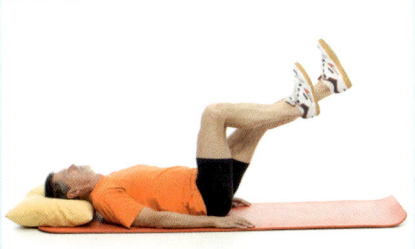

Kräftigung der mittleren Gesäßmuskeln

☛ Bahnschranken

In Seitenlage beugen Sie das untere Bein etwa im rechten Winkel ab. Nun schieben Sie das oben liegende Bein lang heraus, heben es gestreckt in die Höhe und zugleich etwas nach hinten. Die Ferse drehen Sie dabei nach oben. Bauch und Rücken bleiben gerade liegen. 6 Sekunden halten, entspannen und 5- bis 10-mal üben. Seite wechseln.

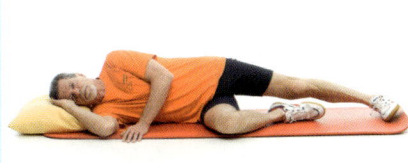

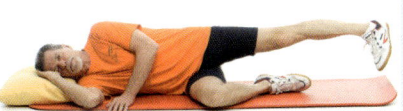

Kräftigung der Gesäßmuskulatur

👉 Gesäßmuskeln anspannen

Dies ist die einfachste Übung, die man jederzeit und zwischendurch in den eigenen Alltag einbauen kann. Stellen Sie sich aufrecht hin und spannen Sie die Gesäßmuskulatur so fest wie möglich an, halten Sie diese Spannung 6 Sekunden, aber atmen Sie normal weiter. Versuchen Sie mindestens 50-mal am Tag daran zu denken, dann sind Ihre Gesäßmuskeln bald gut gestärkt.

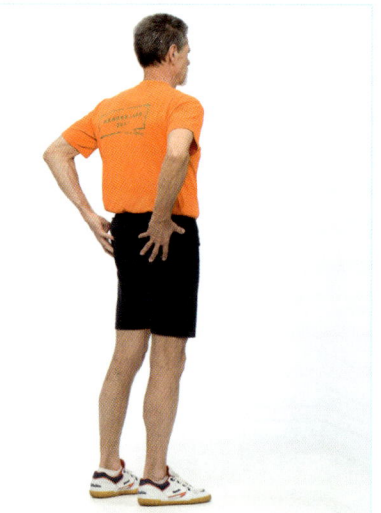

👉 Hoch das Bein

Legen Sie sich einen Polster unter Ihren Bauch, dann spannen Sie die Gesäß- und Bauchmuskulatur gut an („Grundspannung") und heben ein Bein ca. 10 cm von der Unterlage ab (kein Hohlkreuz machen!). Diese Spannung 6 Sekunden halten, normal weiteratmen und dann wieder ablegen. 5- bis 10-mal pro Seite.

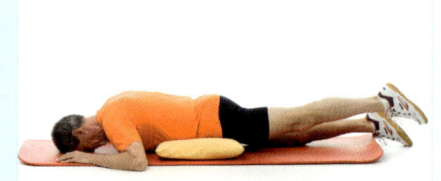

Variante: Sie können diese Übung auch quer über dem Bett liegend machen, sodass die Beine hinunterhängen und der Oberkörper auf dem Bett aufliegt. Dadurch wird ein Hohlkreuz vermieden.

Übung für die Beweglichkeit der Lendenwirbelsäule

👉 Katzenbuckel

Ziehen Sie in der Knie-Hand-Stellung zuerst das Kinn zur Brust und versuchen Sie, den Rücken rund zu machen (Katzenbuckel). Dann senken Sie den Rücken und strecken so die Wirbelsäule (nicht durchhängen lassen!). Ziehen Sie dabei den Bauch ein und versuchen Sie, den Nacken lang zu machen. Der Blick ist auf den Boden gerichtet. 5-mal.

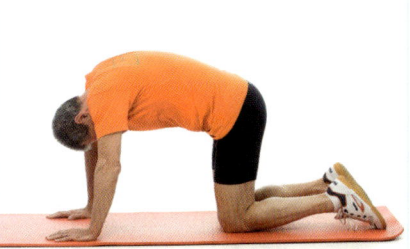

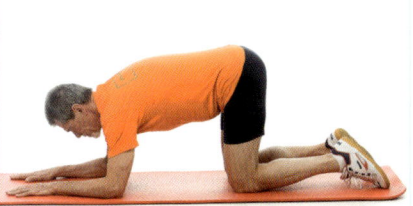

3 DIE RICHTIGE KÖRPERHALTUNG

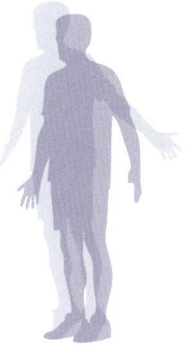

Die meisten Tätigkeiten des täglichen Lebens – wie das Stehen, Gehen, Sitzen, Tragen, Heben, ja sogar das Liegen – sollten nach Möglichkeit in der sogenannten Mittelstellung der Wirbelbogengelenke erfolgen.

Die Mittelstellung der einzelnen Wirbelbogengelenke bzw. Bewegungssegmente der Wirbelsäule ist die Voraussetzung für die richtige Körperhaltung. Das bedeutet auch, dass in dieser Haltung die Wirbelsäule am intensivsten und am längsten sowohl statisch als auch dynamisch belastet werden kann.

Das Abgehen von der richtigen Körperhaltung lässt eine Fehlhaltung entstehen, die durch Nervenfühler festgestellt wird und primär Schmerzen verursacht. Später führt die Fehlhaltung zu Reaktionen der Natur: die röntgenologisch sichtbaren Abnützungserscheinungen treten auf, die oft nicht mehr kompensiert werden können. Es entsteht die Fehlform, der sogenannte Haltungsschaden. Es ist daher besonders wichtig, die richtige, „schöne" Körperhaltung einmal an sich selbst kennenzulernen und diese dann auch intensiv zu trainieren.

☞ Haltungsübung: Streck dich

Am besten übt man die schöne Körperhaltung im Stehen, wobei häufige Fehlhaltungen vermieden werden müssen.

Nun wird das Hinterhaupt hochgenommen, die Schultern werden breitgemacht, das Brustbein etwas nach oben geschoben. Dann werden die im Ellbogen gestreckten Arme seitlich hochgehoben und die Finger der nach vorne zeigenden Hände gespreizt. Der Bauch wird eingezogen, das Gesäß leicht angespannt. Um die Anspannung aller wichtigen Muskeln des Körpers noch mehr zu fördern, stellen Sie sich nun auf die Zehenspitzen und atmen Sie tief ein. Dann lassen Sie sich wieder voll auf die Fußsohlen zurück sinken und achten Sie weiterhin auf die schöne Haltung und die Anspannung von Gesäß- und Bauchmuskulatur.

Diese nun erreichte Haltung gilt als sogenannte richtige Körperhaltung, aus welcher die Funktionen und Tätigkeiten des täglichen Lebens nach Möglichkeit ausgeführt werden sollten.

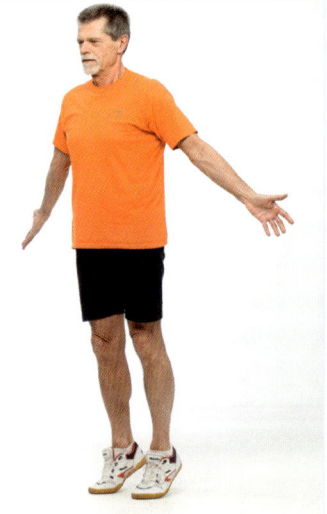

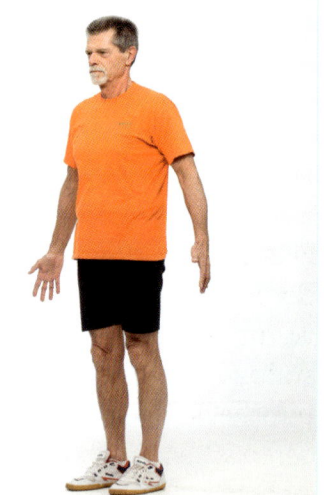

4 WIRBELSÄULENSCHMERZEN UND BESCHWERDEN AUS DEM BEWEGUNGSAPPARAT

Was sie sind, was sie nicht sind, was man dagegen tun kann, was man selbst tun muss.

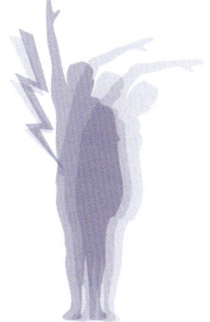

Der Schmerz als Warnsignal

Kommt ein Schmerz zu Dir ganz still, dann frag' ihn, was er von dir will.

Eine der wichtigsten Verursacher von Störungen unseres Wohlbefindens ist der Schmerz. Dem Schmerz kommt primär eine schützende Wirkung zu: er warnt uns, dass die Unversehrtheit des Körpers bedroht ist. Er verliert diesen Auftrag jedoch bei den sogenannten Neuropathien (Nervenerkrankungen), bei Krebsschmerzen und bei den im zunehmenden Maße auftretenden chronischen Schmerzsyndromen, vorwiegend des Bewegungsapparates.

Der Schmerz ist einer der wichtigsten Gründe den Arzt aufzusuchen. Vor allem bei den nun folgenden Tipps und Ratschlägen ist die Hilfe und Beratung durch den Arzt unverzichtbar.

Der Bewegungsapparat ist Schmerzursache Nr. 1, er verursacht die meisten Krankenstandstage in Österreich und führt als Grund für das vorzeitige Ausscheiden aus dem Erwerbsprozess das Feld vor anderen Erkrankungen an.

Die Gründe dafür sind in drei großen Problemkreisen zu suchen:
- in der statischen Fehlbelastung
- in der dynamischen Fehlbelastung
- in der psychischen Fehlbelastung

Bereits im jüngeren Lebensalter sind die Menschen in unserem Land bis zu 85 % davon betroffen, 30 % der Bevölkerung leiden unter Nacken-Schulter-Arm-Problemen, 40 % leiden unter Beschwerden in der Kreuz-Becken-Gegend.

Die Wirbelsäulenbeschwerden nehmen bis etwa zum sechzigsten Lebensjahr zu.

Als Erklärung für die Erkrankungen werden immer wieder Abnützungen genannt, die nicht rückgängig gemacht werden können. Damit werden sie – fälschlicherweise – als unbeeinflussbar angesehen, und die Betroffenen resignieren.

Röntgenologische Veränderungen sind zwar immer wieder nachweisbar, aber nicht zwangsläufig der Grund für Schmerzen. Sie können nur durch die klinische Untersuchung mit der Grundfrage „wo tut es weh" und „was tut weh" bestätigt werden. Ein Schmerzreiz kann in fast allen Strukturen der Wirbelsäule entstehen (Gelenke, Band- oder Muskelansätze etc.) – es muss nicht immer die Bandscheibe sein.

Symptome von Wirbelsäulenbeschwerden und Gelenkproblemen

- Schmerzen im Erkrankungsbereich
- Ausstrahlungsschmerzen, die nicht immer Zeichen einer eingeklemmten Nervenwurzel sein müssen
- schmerzhaft verspannte Muskeln

- schmerzhafte Einschränkungen der Alltagsbeweglichkeit
- schmerzhafte Einschränkungen bei gewissen Arbeitsvorgängen (Bücken, Aufstehen, Gehen, Heben, Tragen etc.)
- Gefühle der Unsicherheit
- Gefühle der Kraftlosigkeit
- Gefühle der Steifigkeit
- Angst und traurige Verstimmung

Möglichkeiten der medizinischen Behandlung

Akutschmerz und seine Behandlung

Plötzlich auftretende intensive Schmerzen wie z. B. der Hexenschuss, der steife Nacken, welche die Beweglichkeit tatsächlich hochgradig einschränken, erfordern bis zur Konsultation des Arztes vor allem:

- Eine kurzzeitige **Ruhigstellung**, eventuell in einer Position, die am wenigsten Schmerzen verursacht (bei Lendenwirbelsäulenschmerzen im Llegen in Rückenlage mit leicht gebeugten Hüften und Knien).
- Die Einnahme von im Besitz befindlichen oder bereits erprobten **Schmerzmedikamenten**.
- Die **Kältetherapie:** Bei der akuten Erkrankung von peripheren Gelenken, wie etwa der Schulter oder des Knies, sind Kältepackungen für mindestens 20 Minuten mit einem schützenden Tuch auf der Haut hilfreicher als Wärme.
- Der Arzt wird in Abhängigkeit von Ort und Art der vorliegenden Beschwerden sein medizinisch-therapeutisches Wissen anwenden.
- Bei akuten Beschwerden ist das Behandlungsziel zunächst der **Abbau der Schmerzreize und des Schmerzempfindens.**

Chronischer Schmerz („Es tut alles weh") und seine Behandlung

Über Monate andauernde schmerzhafte Symptome haben in den sensiblen Nervenzellen bereits ihre Spur hinterlassen und können durch falsche Bewegungen, nach entzündlichen Erkrankungen, durch kalten Luftzug, aber auch bei Wetterumschwung immer wieder neu auftreten. Durch die steigende allgemeine Schmerzempfindlichkeit können auch anderswo Beschwerden auftreten, die oft zum Ausspruch verleiten: „Mir tut alles weh!"

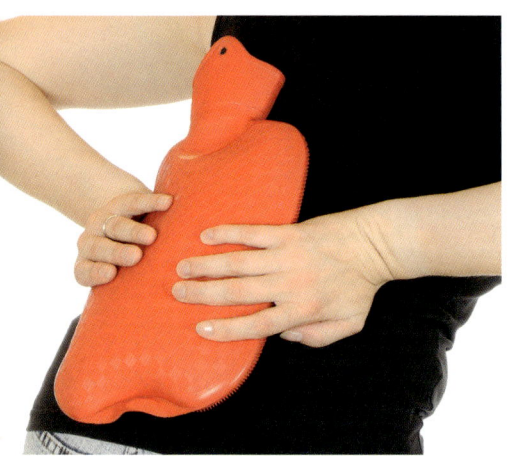

Resignation wäre hier falsch. Es gilt therapeutische Maßnahmen zu ergreifen, weil die langdauernden Schmerzen durch den Verbrauch von Überträgersubstanzen im Zentralnervensystem auch vegetative Beschwerden entstehen lassen, wie Schlafstörungen, innere Verspannungen, Angst etc.

Bei chronischen Beschwerden werden in Abhängigkeit von den gestörten Körperstrukturen – seien es die Haut, die verspannten Muskeln, die beweglichkeitsgestörten Gelenke – Heilreize gesetzt, welche unter anderem die Schmerzhemmung fördern sollen, wie die Massage, der Ultraschall, die Akupunktur, die Heilgymnastik und viele andere mehr.

Behandlung über die Haut
Sie soll in der Tiefe des Körpers schmerzlindernd wirken. Der Vorteil einer Behandlung über die Haut ist, dass sie oberflächlich erreichbar ist und eine Fülle nervlicher Fühler aufweist.

Die Wärmetherapie
Wärme kann als Teilanwendung oder Ganzanwendung eingesetzt werden. Als billigster Wärmeträger gilt das Wasser, das bei einer Temperatur von 35 bis 38 Grad als warm empfunden wird und bei einer Temperatur von 38 bis 42 Grad als heiß. Es wird vor allem für Packungen, Wickel oder Güsse verwendet.

> Tipp: Eine Wärmeflasche für 10–15 Minuten hilft schnell verspannte Muskeln wieder zu lösen.

Salben, Linimente und andere äußerlich anzuwendende Substanzen
Dies sind Mittel, die, auf die Haut aufgebracht, in der Tiefe ihre Wirkung entfalten (Rheumasalben).

Die Reflexzonenmassage
Bei der Reflexzonenmassage oder Bindegewebsmassage wird eine starke Reizung auf die Hautrezeptoren ausgeübt.

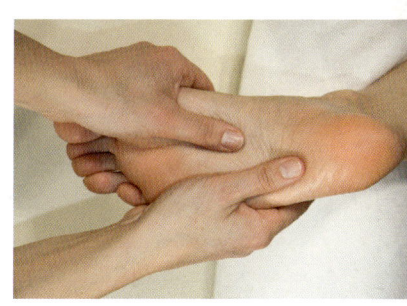

Die Akupunktur
Die klassische chinesische Akupunktur ist eine Methode, die mit Einstichen von Nadeln an genau festgelegten Hautpunkten arbeitet.

Die Quaddeltherapie
Die Quaddeltherapie, die Injektion eines Lokalanästhetikums in die Haut im Schmerzbereich, ist eine wirksame Form der therapeutischen Lokalanästhesie.

Behandlung der Muskulatur
Sie dient dazu, schmerzhafte Verspannungen und Ansätze im Knochen zu beeinflussen.

Therapeutische Lokalanästhesie
Durch die Injektion von Lokalanästhetika in den schmerzhaften Muskel werden die Schmerzreize abgebaut.

Manuelle Behandlungen bei Verspannungen der Muskulatur
Zu den wichtigsten Techniken der manuellen Muskelbehandlung zählen:
- Die Inhibition: das einminütige Drücken einer lokalen Muskelhärte.
- Die Friktion: das tiefe Reiben eines umschriebenen Muskelbereiches.
- Die klassische Muskelmassage
- Weichteiltechnik der Manuellen Medizin: ähnlich der Massage können durch Weichteiltechniken ohne wesentlichen Hautreiz verspannte und verkürzte Muskeln gedehnt werden.
- Dehnungs- und Entspannungsübungen

Behandlung der Gelenke

Die chirotherapeutische Mobilisation
Mobilisationen sind Techniken, die bei einer schmerzhaften Bewegungseinschränkung von Gelenken diese durch passives Bewegen wieder funktionsfähig machen.

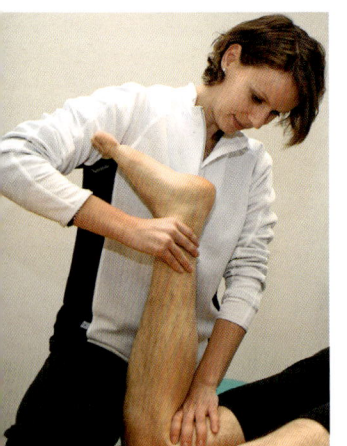

Chirotherapeutische Manipulation
Bei der chirotherapeutischen Manipulation wird das Gelenk mit einem kurzen schnellen, nicht verletzenden (oft hörbar knacksenden) Ruck beweglich und schmerzfrei gemacht. Mit zunehmendem Alter ist hier Vorsicht geboten.

Therapeutische Lokalanästhesie (Infiltration)
Die Injektion von Lokalanästhetika ist bei schmerzhaften Kapsel- und Bandansätzen erfolgreich.

Die Stabilisierung – wichtig bei Senioren!
Stabilisierung bedeutet die therapeutische Beweglichkeitsverminderung eines überbeweglichen instabilen Gelenks durch die Kräftigung und Anregung von kurzen Muskeln, die nur das betreffende Gelenk bewegen.

Bewegungstherapie
Aufgabe der Heilgymnastik ist unter anderem die Erhaltung oder Wiedergewinnung einer eingeschränkten Gelenkfunktion. Dazu werden Techniken verwendet, die tatsächlich nur das zur Bewegungseinschränkung neigende Gelenk oder Bewegungssegment erfassen.

Die Behandlung über größere nervöse Strukturen (Blockaden)
Die Techniken der therapeutischen Lokalanästhesie (Injektionen an die Nerven, Nervenwurzeln, in den Wirbelsäulenkanal) – Blockaden genannt – haben ihren Anwendungsbereich bei intensiven Schmerzen vorwiegend mit Ausstrahlungscharakter bei Nerven- und Nervenwurzelkompressionen, Neuralgien, vegetativer Aktivierung etc.

Physikalische Therapie
Die klassischen Methoden der physikalischen Medizin umfassen die Mechanotherapie, Thermotherapie, Elektrotherapie und Balneotherapie und überschneiden sich in vielem mit dem bisher Beschriebenen.

Viele der aufgelisteten Methoden können mit anderen kombiniert werden und scheinen im Therapieakkord erfolgreicher als einzeln (Monotherapie).
Die Auswahl, Dosierung und Kombination der Verfahren erfordern persönliche Erfahrung, theoretisches Wissen und technisches Können – nicht umsonst spricht man von „Heilkunst".

Rehabilitation – Prävention

Nachdem zunächst die Schmerzsymptomatik erfolgreich behandelt wurde, ist es notwendig die krankheitsverursachenden Störfaktoren, die im Prinzip in statischen, dynamischen und psychischen Fehlbelastungen bestehen, zu erkennen, sie im Rahmen der Rehabilitation zu berücksichtigen und mittels präventiver Maßnahmen Rückfälle zu verhindern.

Die entsprechenden Maßnahmen orientieren sich am Gesundheitszustand der betroffenen Personen und können in eine Primär-, Sekundär- und Tertiärprävention unterteilt werden.

- **Primärprävention** (Krankheitsverhütung): vor dem Auftreten von Haltungsstörungen, frühzeitig im Kindes- und Jugendalter
- **Sekundärprävention:** bei wieder oder noch schmerzfreien Funktionsstörungen, Screening (Vorsorgeuntersuchung)
- **Tertiärprävention:** Vermeidung von Rückfällen, Verringerung bestehender Beschwerden und Überführung von Rehabilitationsmaßnahmen in die Prävention

Die meisten therapeutischen Maßnahmen finden sich derzeit im Bereich der Tertiärprävention, es ist jedoch das Ziel, die Primärprävention zu fördern, da die entstehenden Störungen meist bis ins Kindesalter zurückreichen.

Haltung, Alltagsbewegungen, dynamische Abläufe im Arbeits- und Sportbereich werden im zentralen Nervensystem als abrufbereite Muster aufgebaut und gespeichert. Bei Störungen des Stütz- und Bewegungsapparates kommt es zu unökonomischen, verfälschten Haltungs- und Bewegungsprogrammen, die die Stelle gesunder Normalmuster einnehmen. Ihre Erkennung und besonders ihre Korrektur gelingen nur über eine sorgfältige Umschulung und durch fleißiges Üben der korrigierten und ökonomisierten Bewegungsabläufe.

Das notwendige Schulungsprogramm beinhaltet dazu nicht nur entsprechende heilgymnastische Übungen, sondern auch das Erlernen des richtigen Stehens, Gehens, Sitzens, Liegens, Tragens, Hebens sowie die Berücksichtigung und Änderung von monotonen Arbeitsabläufen, falsch oder zu viel betriebenem Sport, ergonomisch ungünstigen Arbeitsplätzen, Haltungsänderungen durch Fehlernährung, psychischen Faktoren etc. Diese Alltagsbewegungen sollten so lange geschult werden, bis alle Faktoren korrigiert sind.

- Selbst etwas tun!
Was kann man dagegen oder dafür tun?

Primärprävention

Kinder und Jugendliche, aber auch Erwachsene und Senioren, die noch nie Beschwerden hatten, sollten entsprechende Vorkehrungen treffen, dass diese nicht auftreten, vor allem durch krankengymnastische Übungen und Auflagen im täglichen Leben.

Sekundärprävention

Menschen, die bereits Beschwerden gehabt haben und derzeit beschwerdefrei sind, haben verständlicherweise den Wunsch, selbst etwas zu tun, damit dieselben Probleme nicht wieder auftreten.

Tertiärprävention

Besonders bei Senioren bestehen immer wieder Schmerzbilder, die auch durch Mithilfe der Erkrankten beeinflusst werden können.

5 NACKEN-KOPF-SCHULTER-ARM-BESCHWERDEN

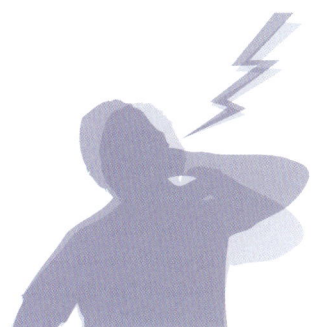

Der Nacken und seine Funktion

Die Halswirbelsäule besteht aus sieben Wirbeln. Zwischen dem Hinterhaupt, dem ersten und zweiten Wirbel gibt es keine (!) Bandscheiben, bei den Wirbeln darunter sehr wohl. Die sogenannten Wirbelbogengelenke im Bereich der Halswirbelsäule verhindern eine zu große Beweglichkeit des Kopfes und stabilisieren die notwendigen Halswirbelsäulenbewegungen.

Das „Gnack"*, also die Halswirbelsäule, ist der einzige Wirbelsäulenabschnitt des Körpers, der eine große Schlagader in sich birgt, die Vertebralarterie. Diese ist vor allem für die Blutversorgung des Kleinhirns, aber auch des Hirnstammes verantwortlich. Eine große Anzahl von spezifischen Muskeln ermöglichen dem Nacken oft sehr diffizile Bewegungen. In ihrer nervalen Versorgung erfüllen diese Mus-

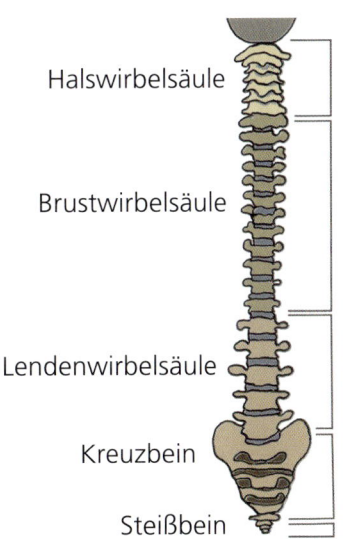

Halswirbelsäule

Brustwirbelsäule

Lendenwirbelsäule

Kreuzbein

Steißbein

---

* Gnack = umgangssprachlicher österreichischer Ausdruck für Genick (Halswirbelsäule)

keln der oberen Halswirbelsäule außerdem die Funktion von Sinnesorganen: sie fungieren wie ein zusätzliches Gleichgewichtsorgan, indem sie uns über unsere Haltung und die Bewegung des Kopfes im Raum informieren. Bei ihrer Störung können daher Schwindelsymptome entstehen.

Die (Hals)Wirbelsäule und ihre Aufgaben

Die (Hals)Wirbelsäule hat vor allem folgende Aufgaben:
- „Tresor" für das Rückenmark, Nerven und Gefäße
- Organ der Beweglichkeit, aber auch der Stabilität, und damit verbunden ein
- Organ der optischen Orientierung. Man darf nicht vergessen, dass „den Blick wenden" eine Funktion der Halswirbelsäule ist, denn nur durch die Beweglichkeit des Kopfes können wir in entsprechende Richtungen schauen.
- Organ für das Gleichgewichtsempfinden
- Organ für die seelische Ausdrucksmöglichkeit, also ein Körperbereich, der sehr deutlich unsere psychische Verfassung darstellt und unsere verbalen Mitteilungen verdeutlicht.

Schmerzen im Nacken

Der Schmerz ist primär ein Warnsignal dafür, dass dem Körper Gefahr droht. Schmerzen im Genick können oft schon bei minimalen Bewegungen ausgelöst werden. Durch altersbedingte Abnützungserscheinungen, vor allem der Wirbelbogengelenke, kann die Halswirbelsäule zu einem chronischen Krankheitsherd werden. Zur Vorbeugung von Genickschmerzen gibt es vier wichtige Faktoren, die es zu vermeiden gilt:

Statische Fehlbelastung

Die Halswirbelsäule ist für Bewegung konzipiert. Starre Kopfhaltung über einen langen Zeitraum ist schädlich. Wer stundenlang vor dem Computer oder Fernseher sitzt, ohne sich dazwischen zu bewegen, kann dadurch seine Halswirbelsäule schädigen. Und das verursacht Schmerzen.

Dynamischer Missbrauch

Nicht nur Bewegungsmangel, sondern auch übertriebene Bewegungen können zu Schäden an der Halswirbelsäule führen. Kopfstand machen oder Kopfbälle sind genauso risikoreich wie falsche heilgymnastische Übungen.

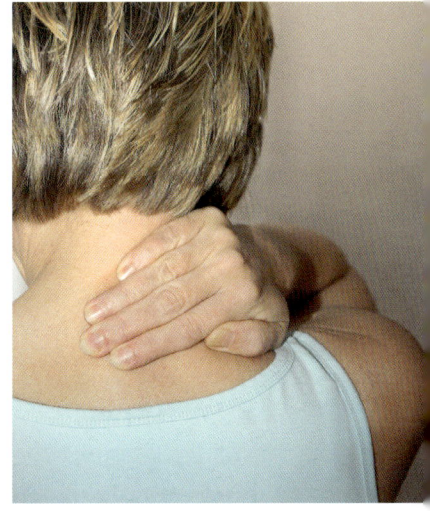

Seelische Überbelastung

Wenn einem „eine schwere Last auf den Schultern liegt", zeigt sich das nicht nur in seelischen Verspannungen, sondern auch in körperlichen: Die Nacken-Schulter-Region reagiert bei vielen Menschen besonders auf psychische Belastungen mit Schmerzen.

Stress

Unser Körper antwortet auf Reize, die Gefahr bedeuten können, mit in der Menschheitsentwicklung entstandenen Schutzreflexen, wie Angreifen oder Flüchten, aber auch mit Demutsgesten. Das dadurch entstehende permanente „Kopfeinziehen" kann die Muskelanspannung jedoch zur Verspannung steigern. In diesem Fall werden in den Muskeln selbst Beschwerden verursacht. Andererseits kann auch die Haltungsveränderung der Halswirbelsäule selbst Schmerzen in dieser auslösen.

Wie äußern sich Nackenprobleme?

Die Schmerzen können im Nacken selbst auftreten. Sie können aber auch in den Schulterbereich, den oberen Brustkorb, in die Arme oder den Hinterkopf ausstrahlen.

Krachgeräusche
Krachgeräusche bzw. das Gefühl des Rieselns und Knirschens sind normalerweise nicht krankhaft. Erst wenn bei Bewegung Krachgeräusche und Schmerzen gemeinsam auftreten, ist Handlungsbedarf gegeben.

Schwindel
Bei Halswirbelsäulenstörungen kann es auch gelegentlich zu Schwindelgefühlen kommen.

Nackenschmerz mit und ohne Ausstrahlung
Dieser Nackenschmerz setzt akut ein, d. h. er tritt rasch und intensiv auf. Der Schmerz ist ein Warner davor, dass im Körper etwas krank ist, gestört oder bedroht wird. Somit gilt es, dem Schmerz entsprechende Aufmerksamkeit zu schenken und etwas dagegen zu tun. Die Ursachen für akute Nackenschmerzen sind primär:
- Zustände nach Zerrungen, das sogenannte Schleudertrauma
- Schmerzen beim morgendlichen Aufstehen durch eine falsche Kopfliegehaltung
- akut-rheumatische, entzündliche Schübe in den Wirbelbogengelenken

Bei **Akutbeschwerden** sind folgende Maßnahmen schmerzlindernd
- Ruhigstellung, eventuell mit einer Halskrause
- Einnahme von Schmerzmitteln
- Kältetherapie
- Einreibungen
  Auf alle Fälle sollte auch ein Arzt konsultiert werden.

Nacken-Schulter-Arm-Beschwerden
(Störungen der Halswirbelsäule selbst)

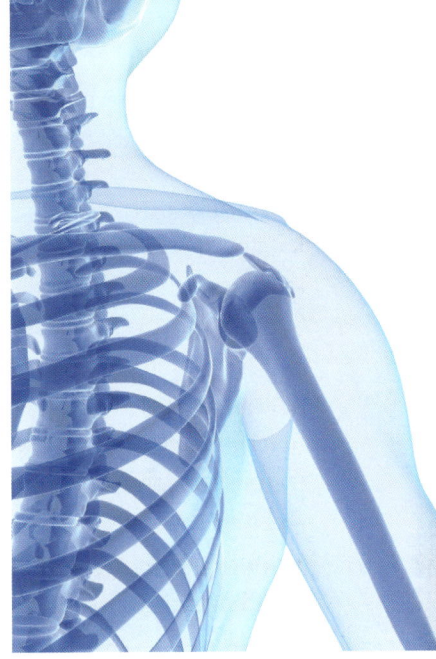

- **Beweglichkeitsstörungen** der Halswirbelsäule können mit Nackenschmerzen einhergehen, die in den Arm, in die Schulter und in den Brustkorb ausstrahlen.

- **Nervenwurzeleinklemmungen**: sie verursachen meistens Ausstrahlungsschmerzen in den Arm mit neurologischen Symptomen wie Schwäche und Gefühlsstörungen.

Schultererkrankungen
Sie imitieren manchmal Nacken-Schulter-Arm-Syndrome und verursachen Ausstrahlungsschmerzen in die Arme.

Das Karpaltunnelsyndrom
Es handelt sich um eine Einklemmung eines für die Versorgung der Hand gedachten Nervs, der mit Einschlafen der Hände, eventuell auch Schmerzen einhergeht. Die Schmerzen können dabei bis zur Schulter ausstrahlen.

Organerkrankungen
Herz, Lunge, aber auch Oberbaucherkrankungen können manchmal Schulterbeschwerden verursachen.

Die Seele
Chronische Störungen der Halswirbelsäule, die intensive Schmerzen verursachen, können auch depressive Zustände zur Folge haben. Umgekehrt können Depressionen Nacken-Schulter-Arm-Probleme verursachen oder auslösen.

> Genickschmerzen sind grundsätzlich keine Sache der Selbstdiagnose und Selbstbehandlung, sondern müssen unbedingt von entsprechend ausgebildeten Ärzte diagnostisch abgeklärt werden.

Was Sie selbst tun können

Die Nacken-Schulter-Region ist hochempfindlich gegenüber Kälte und Zug. Damit ist der **Schal**, das Nacken-Schulter-Tuch oder eine entsprechende Bekleidung wichtig.

Von Bedeutung ist aber auch die **Kopfhaltung**, die besonders bei Computerarbeiten und beim Fernsehen berücksichtigt werden muss. So verlangt ein niedrig stehender Fernsehapparat in Kombination mit einem Fernsehstuhl, in dem man sich zurücklehnen kann, eine ständiges Vorneigen des Kopfes und damit eine Schmerzursache. Auch das Fernsehen von der Seite mit dadurch gedrehtem Kopf gehört korrigiert. Der Fernsehapparat sollte also in der richtigen Höhe positioniert werden, sodass man mit normaler Kopf-Hals-Stellung und geradegerichteten Augen schauen kann.

Für den Nacken ist außerdem das richtige Bett mit entsprechenden Pölstern (siehe Kapitel 11, S. 133) wichtig und schließlich die entsprechende Halswirbelsäulengymnastik, die auch im Sitzen durchgeführt werden kann (siehe Kapitel 2, S. 19).

6 KREUZBESCHWERDEN

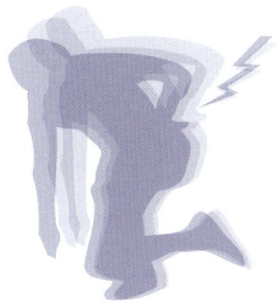

Wichtig, aber nicht einfach für die Betroffenen und für die Medizin ist die Diagnostik, d. h. das Finden der eigentlichen Ursache.

Die Tatsache, dass sich nur bei 15 % aller Kreuzschmerzpatienten (derzeit leiden rund 2 Millionen Österreicherinnen und Österreicher an Kreuzschmerzen) Ursachen ihrer Beschwerden im Röntgenbefund und in den Laborbefunden finden, bedeutet, dass der Rest, also 85 % (etwa 1,7 Millionen Menschen), an unspezifischen Kreuzschmerzen leiden. Unspezifisch heißt, dass die Schmerzreize nicht wie angenommen aus Abnützungen der Wirbelsäule stammen, sondern aus Fehlbelastungen der Wirbelbogengelenke,

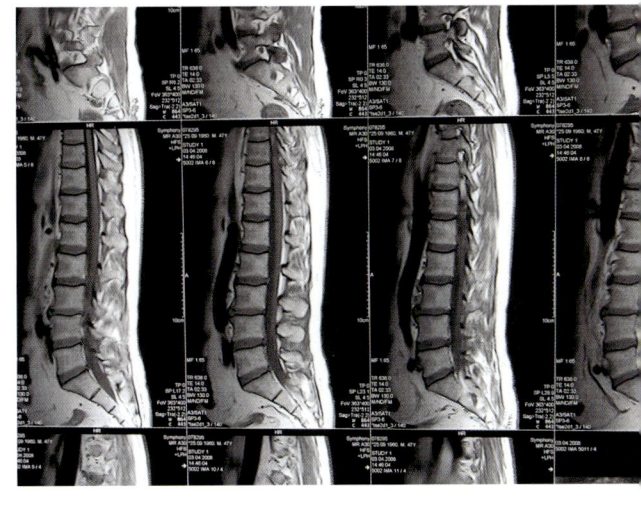

der Muskeln, der Bänder etc. – Erkrankungen, die nur durch klinische, das heißt körperliche Untersuchungen geklärt werden können.

Ursachen für Kreuzschmerzen

„Hexenschuss"

Durch gewisse Kombinationen von Beugen und Drehen, manchmal auch nach lokalen Unterkühlungen oder längerem Sitzen, nach Husten und Niesen, teilweise aber auch ohne ersichtliche Ursache entstehen akut heftige Schmerzen im Kreuz. Häufig nehmen Menschen, die daran leiden, sogenannte Schonhaltungen ein (sie stehen vorgebeugt, zur Gegenseite des Schmerzes geneigt), um den Schmerz zu lindern. Auslöser ist meistens eine Vorwölbung der Bandscheibe, die auf das hintere Längsband der Wirbelsäule drückt und – mit starken Muskelverspannungen einhergehend – Kreuzschmerzen verursacht.

Überbeweglichkeitskreuzschmerz

Besonders Frauen haben durch die angeborene Überbeweglichkeit, die hormonell noch verstärkt werden kann, sogenannte Bänderschmerzen. Hier

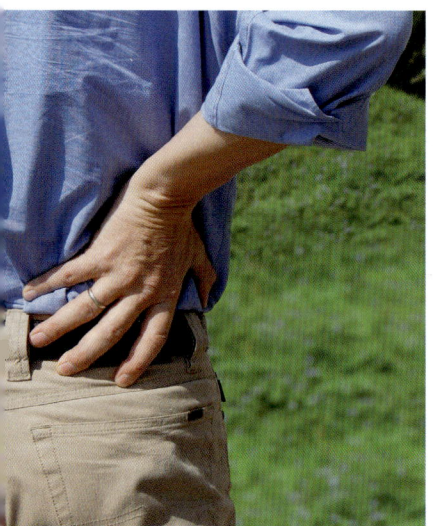

gibt es eine Fülle von konservativ-orthopädischen Möglichkeiten, besonders wichtig ist allerdings das Meiden sowohl von beweglichkeitssteigernden Übungen als auch von allen Belastungen, die längere Zeit dauern, wie langes Sitzen, langes Stehen, langes Gehen, manchmal auch langes Liegen.

Blockierungskreuzschmerz

Sogenannte blockierte Wirbelbogengelenke sind ebenfalls sehr häufig Ursachen für Beschwerden. Bei ihnen sollten chirotherapeutische Techniken angewendet werden.

Muskulärer Kreuzschmerz

Schmerzhafte muskuläre Verspannungen sind häufig das Ergebnis von Fehlbelastungen und Fehlhaltungen, aber auch die Folge von anderen Erkrankungen. Nicht vergessen werden dürfen Eingeweideerkrankungen, die ähnliche Symptome verursachen.

Spezifische Kreuzschmerzen

Röntgen, Magnetresonanztomografie etc. alleine sind ohne entsprechende klinisch-manuelle Untersuchungen nicht unbedingt verlässlich.

Die Bandscheiben

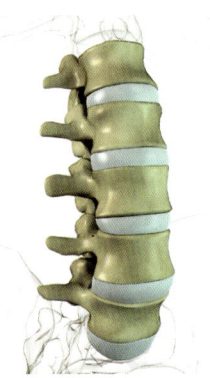

Bandscheiben werden in mehrfacher Hinsicht zum Problem: wenn die Bandscheibe hinten seitlich auf Nervenwurzeln drückt, kann sie Ausstrahlungsschmerzen in das Bein verursachen (nicht jeder Ausstrahlungsschmerz ist eine Nervenwurzeleinklemmung) und kann dabei sogenannte neurologische Ausfälle verursachen, die sich als Muskelschwächen und Sensibilitätsstörungen äußern. Ein Großteil dieser Beschwerden kann auch ohne Operation günstig beeinflusst werden.

Osteochondrose – die abgenützte Bandscheibe

Durch das altersbedingte oder überlastungsbedingte Schrumpfen der Bandscheibe rücken zwei Wirbel einander näher und können dadurch schmerzhafte Gleitbewegungen verursachen (Instabilität). Auch hier kann in den meisten Fällen konservativ-orthopädisch geholfen werden.

Osteoporose – ein Wirbelkörpereinbruch

Dieser erfolgt häufig im oberen Lendenwirbelsäulen- bzw. im unteren Brustwirbelsäulenbereich, macht aber im Kreuz Beschwerden. Häufig kann hier konservativ-orthopädisch (z. B. mit einem Mieder) geholfen werden.

Was Sie selbst tun können

Gewisse röntgenologische Veränderungen wie das Wirbelgleiten oder eine abnützungsbedingte Überbeweglichkeit verursachen immer wieder Beschwerden beim längeren Stehen, Gehen und Sitzen.

Hier sei einerseits an das **richtige Stehen, Gehen und Sitzen** erinnert (siehe Kapitel 8, S. 113ff). Von zu niedrigen Sitzgelegenheiten muss abgeraten werden, weil es durch die dabei notwendige stärkere Hüft- und Kniebeugung zu einer Krümmung der Lendenwirbelsäule nach vorne kommt, die besonders beim Aufstehen Schmerzen verursacht.

Tragen einer Mahnbandage

Dies schadet nicht – wie immer angenommen wird – der Muskelkraft, sondern hilft den Muskeln zur rechten Zeit und in guter Zusammenarbeit miteinander tätig zu werden. Vormittags und nachmittags je 2 Stunden diese Bandage zu tragen, kann hilfreich sein, besonders wenn – wie oben erwähnt – röntgenologische Veränderungen dies notwendig machen.

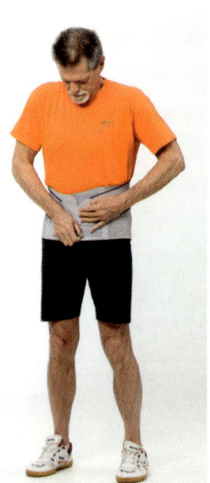

Auch das Kreuz kann sehr zugempfindlich werden. Es **warm zu halten** und nach dem Baden sofort die Badebekleidung zu wechseln, nachdem man sich sorgfältig abgetrocknet hat, ist eine weitere Notwendigkeit.

Die wichtigste Maßnahme ist, regelmäßig zu turnen, wobei immer wieder betont werden soll, dass die Turnübungen keine Schmerzen verursachen dürfen.

Weitere Ratschläge, insbesondere zu den Tätigkeiten im Alltag, finden Sie weiter hinten im Buch.

7 DIE GELENKE

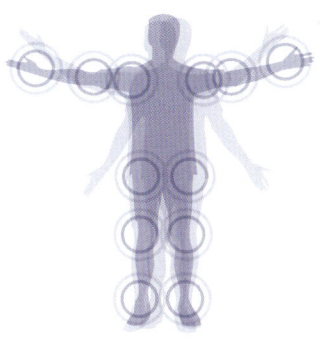

Doch nicht nur die Wirbelsäule, auch die sogenannten peripheren Gelenke können Kummer machen!

Die Hand

Die Hände sind neben dem Mund und dem Gesicht wichtigstes Merkmal des Menschseins.

Die Hände ermöglichen uns durch das Zusammenwirken von Knochen, Muskeln, Sehnen, Gelenken und ihre nervöse Versorgung das Handeln und die verschiedensten Handgriffe.

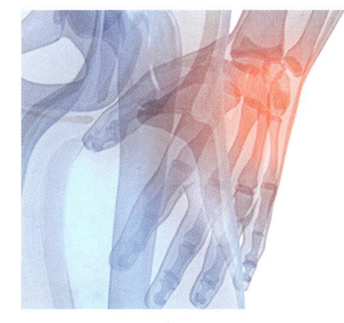

Nicht nur dies, sondern auch das Tasten, Fühlen, Greifen, Begreifen zur Erkennung der Umwelt und zur Kontaktnahme mit ihr ist notwendig.

Pflege und Schonung der Hände und richtige Bewegungen sind von außerordentlicher Bedeutung.

Die Haut

Mit zunehmendem Alter kann die Haut auch dünn werden, wodurch immer wieder kleine Blutungen entstehen können. Kosmetik gilt nach dem Gesicht auch für die Hände als unverzichtbar (Salben, Lotionen). Die Empfindlichkeit der Haut verlangt ganz besonders bei gröberen Arbeiten das Benützen von Handschuhen. Auch kalte Hände schätzen diese.

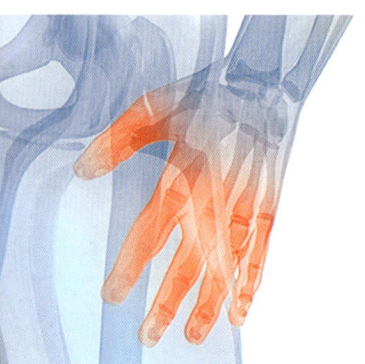

Die Fingergelenke

Eine der ersten Abnützungserscheinungen im Handbereich treten an den Fingerenden und Mittelgelenken auf. Zu Unrecht wird häufig von Gicht gesprochen. Sind die Abnützungen schmerzhaft, kann der konservative Orthopäde helfen. Wenn sich die Finger zunehmend verbiegen, können – besonders in der Nacht – kleine Schienen getragen werden.

Das Daumensattelgelenk

Die Greiffunktion verlangt eine entsprechende Beweglichkeit und Kraft des Daumens. In dem Gelenk zwischen Mittelhandknochen und Handwurzel entstehen dadurch häufig Abnützungen. Es schmerzt nicht nur das Gelenk beim Betätigen des Schlüssels, beim Greifen oder beim Schneiden mit der Schere, es lässt sich auch allmählich der Daumen (Ballen) nicht mehr abspreizen. Auch hier sollte der Arzt Stellung nehmen. Von besonderer Wichtigkeit aber sind entsprechende Handbäder und Bewegungsübungen, eventuell auch das Tragen einer speziellen Schiene.

Eingeschlafene Hände

Auch eingeschlafene Hände treten häufig auf (Karpaltunnelsyndrom) und sind primär eine Aufgabe für den Arzt. Sie können u.a. durch Druck auf einen bestimmten Nerv im Handgelenkbereich verursacht sein, z. B. beim Tragen. In diesem Fall können entsprechende Nachtschienen angelegt werden. Wichtig sind die Haltung und die Stellung der Arme und Hände beim Schlafen (nicht abwinkeln und nicht darauf liegen).

Greifen und Halten

Für die alternden Hände sollten die meisten Gegenstände des täglichen Lebens eher einen dicken Griff haben, weil dieser besser zu umfassen ist, als ein dünner oder schmaler.

Beschwerden in den Händen können auch durch eine Fülle von angebotenen Hilfsmitteln erleichtert werden. So gibt es spezielle Messer und Scheren, kleine Vorrichtungen, um den Schlüsselgriff zu vergrößern, und sogar Spielkartenhalter.

Türgriffe und Türklinken, besonders für Türen im Badezimmer, sollten bei ihrer Anschaffung überdacht werden. So sind runde Griffe (Drehknöpfe) für schmerzhafte Hände mit einer gewissen Griffschwäche ein Problem. Die alte Türklinke, die man übrigens auch mit dem Ellbogen öffnen kann, ist besser geeignet.

Abgerundete Griffe im Badezimmer, etwa am Wasserhahn, können besonders bei eingeseifter Hand Schwierigkeiten beim Auf- und Abdrehen bereiten. Man hat sich sicherlich etwas dabei gedacht, als vor vielen Jahren als Wasserhahn ein-, zwei- oder mehrspeichige Griffe installiert wurden.

Erinnert sei auch im Haushalt an die schweren Pfannen, die man nur mit der Unterstützung des Ellbogens der anderen Hand transportieren soll. In vielen Fällen, zum Beispiel beim Tragen von Tellern, müssen beide Hände eingesetzt werden.

Hand- und Fingerübungen

☛ Die große Faust
Die Handflächen zeigen nach oben, die Finger werden zu einer Faust geballt und wieder gestreckt.

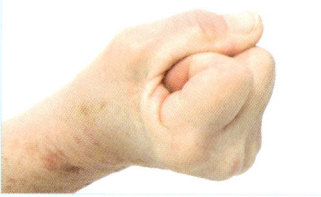

☛ Die kleine Faust
Die Handflächen zeigen nach oben und alle Fingergelenke – außer den Fingergrundgelenken – werden maximal gebeugt. Versuchen Sie die Finger von den Fingerspitzen her klein zusammenzurollen (wie eine Kralle) und wieder zu strecken.

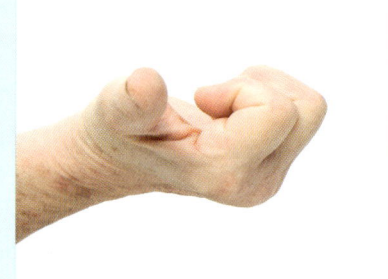

☛ Fingerspreizen
Alle Finger strecken, dann soweit wie möglich abspreizen und wieder schließen. Einige Male im Wechsel.

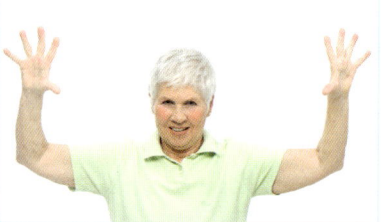

☛ Spitzgriff
Der Daumen nimmt abwechselnd mit allen übrigen vier Fingerkuppen Kontakt auf, kurz die Fingerspitzen zusammendrücken und wieder strecken. Achten Sie darauf, dass alle Gelenke leicht gebeugt bleiben (wie ein „O").

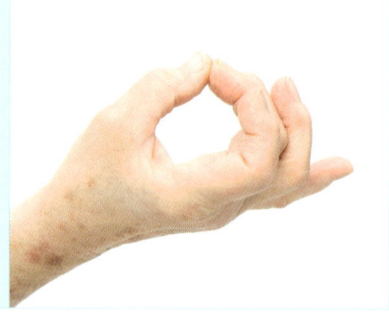

👉 *Daumenübung*
Der Daumen wird maximal quer über die Handfläche zum Grundgelenk des kleinen Fingers gelegt.

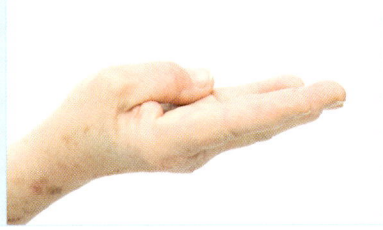

👉 *Kraftübung*
Nehmen Sie einen weichen Gummiball (oder ein Taschentuch) und pressen Sie diesen fünf bis zehn Sekunden so fest wie möglich zusammen.

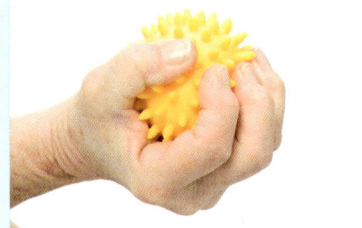

👉 *Handkreisen*
Das Handgelenk wird mit der anderen Hand „fixiert". Je 5-mal in die eine, dann in die andere Richtung im Handgelenk kreisen.

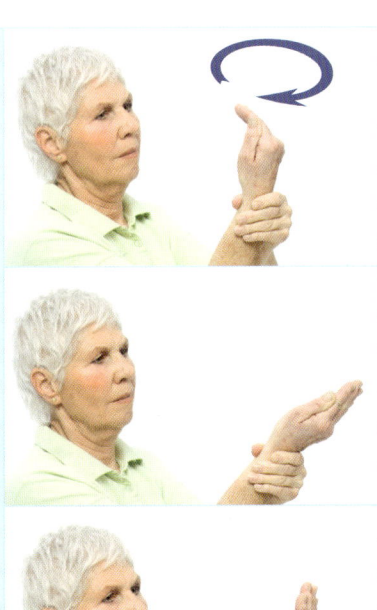

Sämtliche Übungen haben die Aufgabe, die Kraft und die Beweglichkeit der Finger beziehungsweise deren Greiffähigkeit zu erhalten und zu verbessern. Dabei geht es besonders um die Erhaltung der Daumenbeweglichkeit.

Geschicklichkeitsübungen für die Hände

Die bei zunehmendem Alter immer wieder auftretende Ungeschicklichkeit betrifft nicht nur gewisse Einschränkungen beim Gehen und Stehen, also die Stützmotorik, sondern auch den Bewegungsablauf des Armes und besonders der Hand, also die Greifmotorik.

Die Ungeschicklichkeit der Hand betrifft nicht nur Gegenstände der Umwelt, wie das Umschütten eines Glases, das Fallenlassen oder Zerbrechen von fragilen Gegenständen. Die Schwierigkeiten betreffen auch die feinmotorischen Aufgaben, z. B. das Aufsperren, das Umblättern, das Eingießen, Bewegungsabläufe beim Essen und Trinken, letztlich auch die Verletzungs-

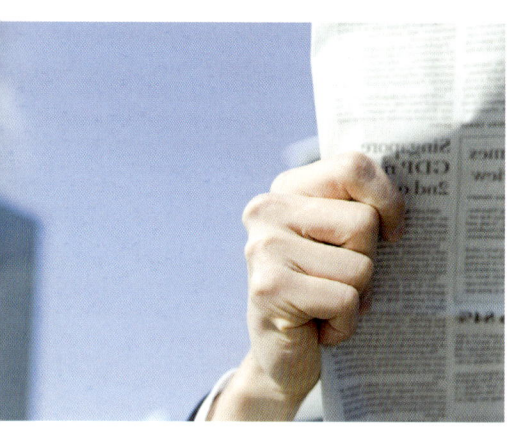

gefahr, die beim ungeschickten Hantieren droht. Prinzipiell sollte man beabsichtigte Bewegungen langsam und mit Konzentration, das heißt mit geistigem Verfolgen des Bewegungsablaufes, besonders unter Augenkontrolle durchführen. Sehen Sie immer genau hin, wohin Sie greifen und was Sie angreifen. Interessant ist, dass zu schnelles, aber auch zu langsames Greifen und Fassen Probleme verursachen kann. Die Hand- und Fingerübungen, aber auch die folgenden Übungen helfen die Geschicklichkeit zu verbessern. Sie sollten jeweils 10-mal durchgeführt werden, nach Möglichkeit 2- bis 3-mal am Tag:

Geschicklichkeits- und Koodinationsübungen

☛ **Einmal links, einmal rechts**
Bei leicht gebeugtem Ellbogen wird wechselweise eine Hand geöffnet, die andere geschlossen.
Nun werden die im Ellbogen leicht gebeugten Arme seitlich angehoben. Die eine Handfläche nach oben drehen und auf diese Handfläche blicken, die Handfläche der anderen Hand schaut nach unten. Nun erfolgt ein Wechsel der Handposition, die andere Hand schaut nach oben, während die zuerst nach oben gedrehte Handfläche nach unten gedreht wird. Der Kopf schaut auf die andere Seite, wiederum zur nach oben gedrehten Hohlhand.

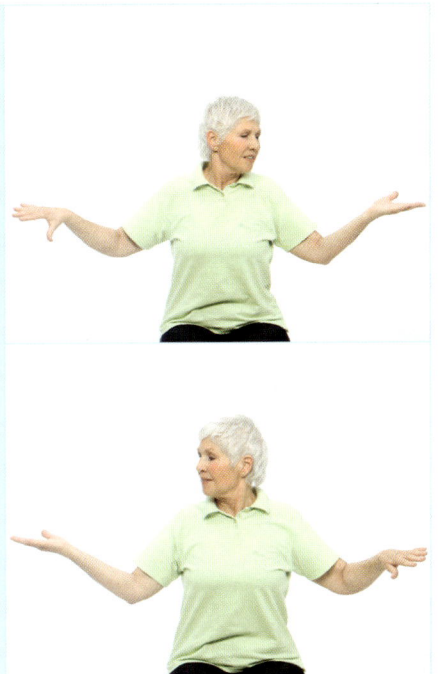

☛ **Klavierspiel**
Ähnlich wie beim Niederdrücken von Klaviertasten soll jeder einzelne Finger auf eine Unterlage klopfen, anfänglich mit leicht gestrecktem Finger, später mit gebeugtem Finger. Es können auch synchron der erste und der dritte oder der zweite und der vierte Finger aktiviert werden.

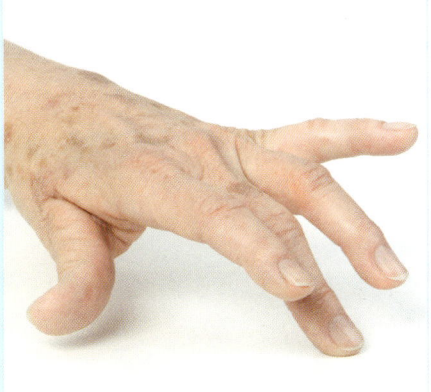

☛ Kneten

Knetbares Material wie Knetmasse, aber auch Teig, Plastilin, Kitt o.Ä. werden zu einem großen Klumpen geformt. Dann werden mit Daumen und Zeigefinger oder mit Daumen und Mittelfinger kleine kammartige Gebilde hochgezogen. Auch der vierte und fünfte Finger werden dabei eingesetzt. Die Bewegungen trainieren die Beugefunktion. Im Gegensatz dazu können Sie nun im etwas ausgewalzten Teig oder in der Knetmasse 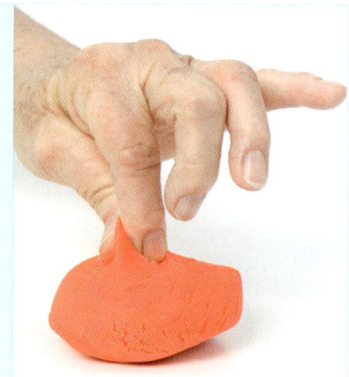 durch Spreizbewegungen mit dem Daumen und dem Zeigefinger kleine Gruben formen. Auch hier sollte ein Fingerwechsel stattfinden. Es ist natürlich auch möglich, mit beiden Händen aus der Knetmasse Figuren zu bilden. Trauen Sie sich nur zu, auch schwierigere Figuren, etwa einen menschlichen Kopf, zu formen.

☞ Das Spiel mit den Kugeln

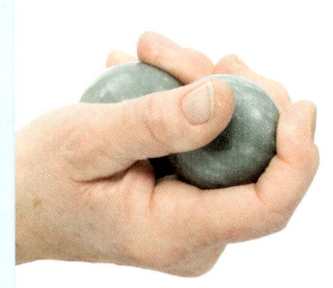

In China sah man häufig Menschen, auch ältere, die in einer Hand über längere Zeit zwei Kugeln bewegten. Diese in verschiedenen Größen und Materialien erhältlichen Kugeln sind eine Möglichkeit, um die Geschicklichkeit der Hände zu trainieren. Eine der wichtigsten Aufgaben, die man sich dabei stellt, ist es, die Kugeln in der Hohlhand umeinander kreisen zu lassen. Auf dem Bild sieht man, welche Geschicklichkeit und Beweglichkeit der Finger es erfordert, die vordere äußere Kugel nach hinten zu befördern und die innere hintere Kugel nach vorne. Diese Bewegungen kann man beim Wandern, beim Fernsehen, beim Plaudern usw. immer wieder üben. Sie scheinen außer ihrer Wirkung auf das Allgemeinbefinden zur Wiedergewinnung oder zum Erhalten der Geschicklichkeit der Finger und der Hand äußerst nützlich. Natürlich stellen auch verschiedene Musikinstrumente eine ständige Herausforderung an die Geschicklichkeit des Seniors dar. Aber auch Sticken, Stricken, Legen von Patiencen, das Zusammensetzen eines Puzzles und Ähnliches mehr sind geeignet, die Funktionen der Hand und die diese Bewegungen kontrollierenden und in Gang setzenden Hirnfunktionen aktiv zu erhalten.

☞ Kannst Du's auch?

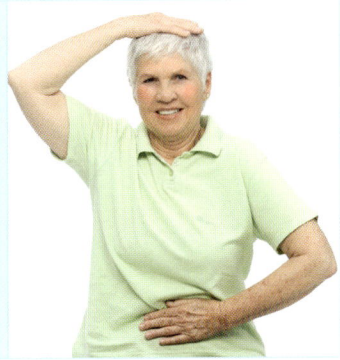

Am Schluss eine besonders schwierige Geschicklichkeitsübung, die auch Spaß machen kann. Die eine Hand klopft auf den Kopf, die andere Hand reibt den Bauch. Gelingt dies, erfolgt ein Handwechsel. Wenn man mit beiden Händen beides kann, kann man sich den Kopf reiben und den Bauch klopfen.

Der Ellbogen

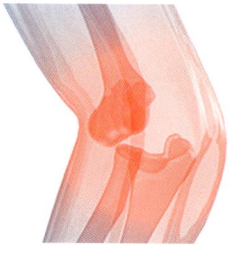

Ellbogenprobleme

Sie entstehen durch schmerzhafte Muskelansätze daumenwärts und kleinfingerwärts sowie durch Abnützungserscheinungen, seltener auch als Symptom eines Ausstrahlungsschmerzes von der Schulter oder der Halswirbelsäule.

Ellbogenübungen

☞ *Unterarmdrehung nach außen und innen*
Nehmen Sie zwei Stifte in die Hände und drehen Sie langsam die Unterarme auf, so dass die Stifte parallel zum Fußboden zeigen – anschließend in die umgekehrte Richtung. 5-mal pro Seite.

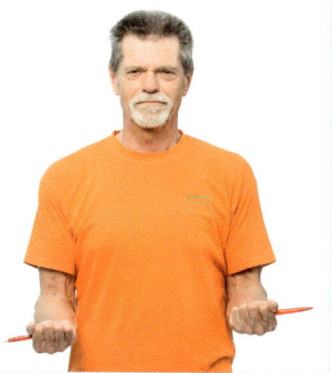

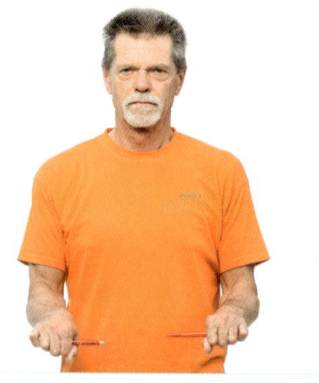

☛ **Ellbogenbeugung und Ellbogenstreckung**

Bei gestrecktem Ellbogen wird die Handfläche nach oben gedreht, eine Faust geformt und der Ellbogen soweit wie möglich gebeugt.

Aus der maximalen Ellbogenbeugung wird nun die Faust geöffnet, die Handfläche nach vorn gedreht und dabei der Ellbogen gestreckt. Die Ellbogenübungen zielen auf die Verbesserung der Ellbogenbeugung und der Ellbogenstreckung, aber auch auf die durch die Ellbogengelenke erfolgende Unterarmdrehung.

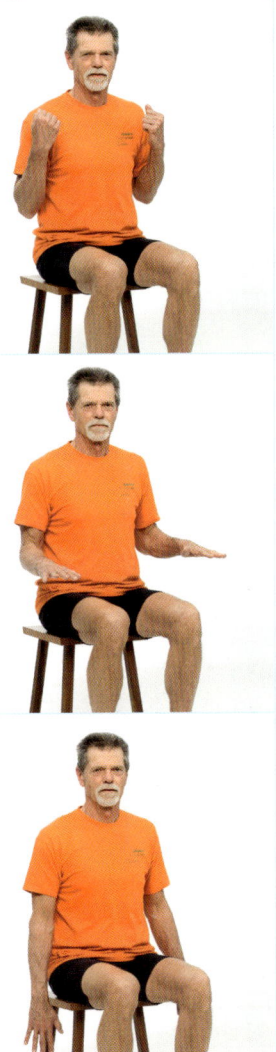

Dehnung der Unterarmmuskulatur

☞ *Bakschischgeste*

Zur Entspannung und Dehnung eines häufig schmerzhaften Muskels (Tennisellbogen) streckt man den Ellbogen, dreht die Handfläche nach hinten und beugt das Handgelenk ähnlich einer verschämten Trinkgeldannahme.

Als Steigerung: Strecken Sie beide Arme nach vorne. Überkreuzen Sie die Arme, drehen Sie die Handflächen zueinander und verschränken Sie die Finger beider Hände (s. Foto). Die Arme bleiben ruhig und eine Hand zieht jetzt die andere Hand zur Seite, bis eine Muskeldehnung zu spüren ist. 10 Sekunden bleiben, entspannen und dann zur anderen Seite ziehen. 2- bis 3-mal jede Seite.

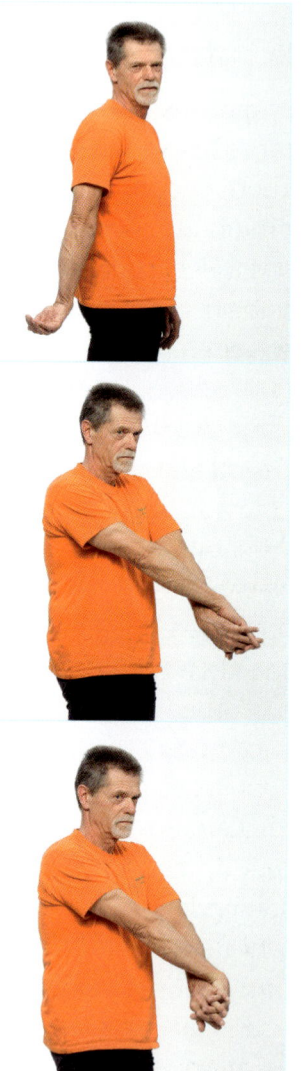

Die Schulter

Schulterbeschwerden

Es gibt viele Ursachen für Schulterbeschwerden, die auch abseits der Schulter selbst liegen, wie Störungen der Halswirbelsäule, rheumatische Erkrankungen, aber auch organische Erkrankungen. Im Alter muss man vor allem mit Abnützungen des Schultergelenks und des Gelenks zwischen Schulter und Schlüsselbein rechnen. Als häufig schmerzhaft erweisen sich in vielen Fällen die Ansätze der kurzen Schultermuskeln (Rotatorenmanschette) am Oberarmkopf. Auch die Gelenkkapsel kann schrumpfen, was zu einer schmerzhaften Einschränkung der Armbewegungen mit Schmerzen in der Nacht beim Daraufliegen führt. Neben der ärztlichen Betreuung sollen auch hier entsprechende Übungen genannt werden.

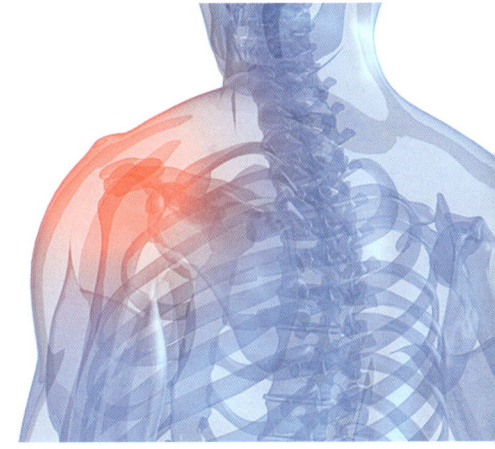

Vorbedingung für die vielen Aufgaben besonders der Hand, sowie der Körperhygiene, des Frisierens, etc. ist die Schulterbeweglichkeit. Bei Beweglichkeitseinschränkungen helfen lange Rückenbürsten oder mit Griffen versehene Tücher, mit denen der Schulter-Rückenbereich gepflegt werden kann. Lange Kämme mit nicht zu eng stehenden Zähnen verringern den Kraftaufwand beim Frisieren. Frauen schließen ihren Büstenhalter leichter vorne, drehen ihn dann nach hinten und schlüpfen mit den Armen in die Träger hinein. Ebenso gibt es Büstenhalter mit dem Verschluss vorne. Bei einer erkrankten Schulter sollten Sie beim Ankleiden immer zuerst mit dem kranken Arm in den Ärmel schlüpfen und dann erst mit dem gesunden. Die Reinigung des Intimbereiches muss manchmal zum Umlernen der Bewegungsabläufe mit dem anderen, gesunden Arm führen.

Schulterübungen

☞ Schulterkreisen

Ziehen Sie Ihre Schulter nach oben in Richtung Ohr, nach hinten, unten und wieder nach vorne. Mindestens eine Minute lang langsame Kreise durchführen, am besten rückwärts und gegengleich mit beiden Schultern. Dabei kommt es zu einer Bewegung in den Schlüsselbeingelenken, die obere Brustwirbelsäule wird durchbewegt, der große Brustmuskel gedehnt und die gesamte Schulter-Nackenmuskulatur besser durchblutet und entspannt.

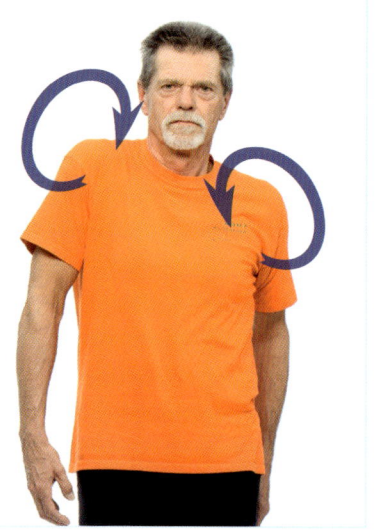

👉 Arme nach vor heben

Stellen Sie sich aufrecht hin und spannen Sie die Gesäßmuskulatur an. Die Arme werden gestreckt und leicht nach hinten gezogen (s. Foto). Jetzt heben Sie langsam beide Arme nach vorne oben, bleiben kurz in dieser Stellung und senken dann die Arme wieder ab. Achten Sie darauf, dass Sie bei der Übung nicht zu sehr in ein Hohlkreuz fallen. 5-mal wiederholen.

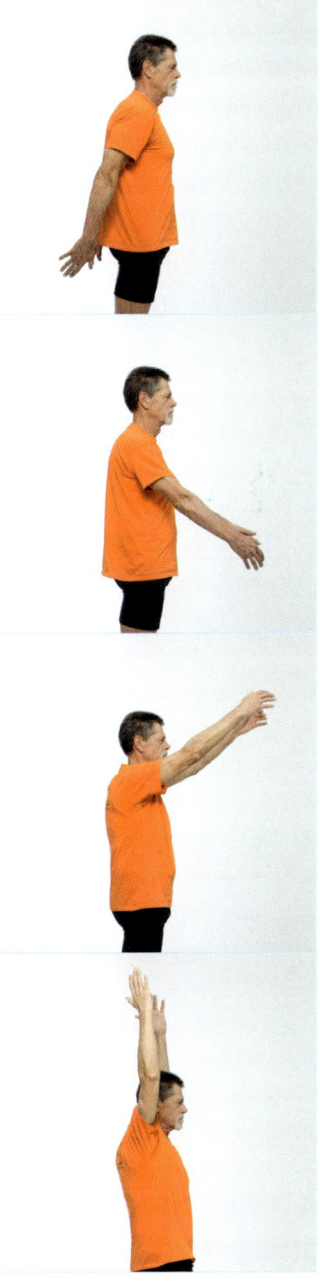

👉 Arme seitlich heben

Stellen Sie sich aufrecht hin. Jetzt werden die Arme seitlich nach oben angehoben, wobei die Handflächen auch nach oben zeigen. Versuchen Sie die Schultern möglichst lange entspannt zu lassen. Am Ende der Bewegung kurz innehalten, dann wieder in die Ausgangsstellung kommen. 5-mal wiederholen.

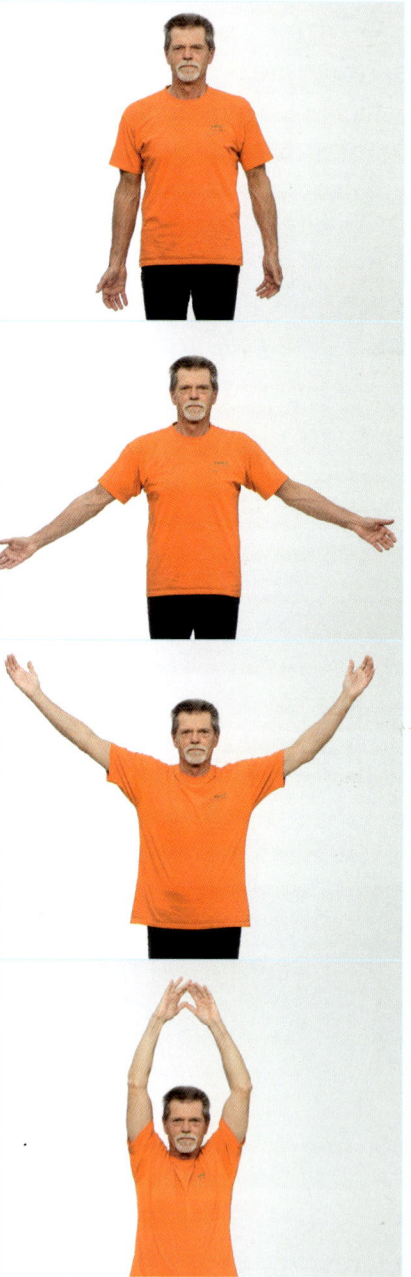

☛ Nackengriff

Setzen oder stellen Sie sich aufrecht hin und legen Sie die Hände locker an den Hinterkopf. Versuchen Sie jetzt beide Ellbogen so weit wie möglich nach hinten zu ziehen. Kurz die Spannung halten, dann wieder entspannen. 5-mal wiederholen. Achtung: nicht mit dem Kopf nach vorne ausweichen.

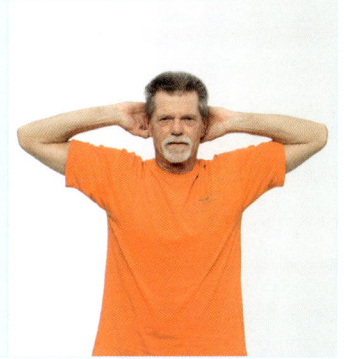

☛ Schürzengriff

Stellen oder setzen Sie sich aufrecht hin. Legen Sie die Hände hinter dem Rücken ineinander. (Die bessere Hand hilft der schwächeren). Jetzt versuchen Sie beide Hände soweit wie möglich am Rücken entlang nach oben zu schieben, kurz verbleiben und wieder entspannen. 5-mal wiederholen.

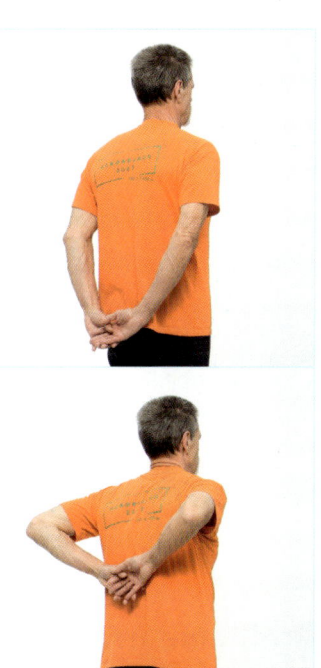

> Der Nacken- oder Schürzengriff dehnt und kräftigt gewisse Schultermuskeln. Dadurch erhält und verbessert sich die Gelenkbeweglichkeit, die für die Alltagsbewegungen notwendig ist.

Der Fuß

Einen Großteil des Lebens verbringen wir mit den Füßen im Kontakt zur Erde. Sie sind nicht bloße Stütze, sondern auch ein Körperteil, der uns durch die in den Füßen befindlichen nervlichen Fühler ständig über unsere Haltung und Bewegung informiert.

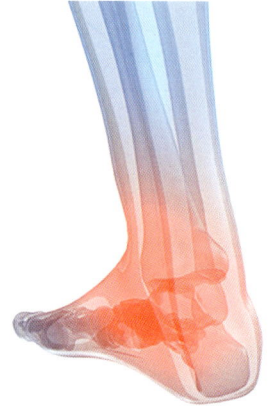

Die Haut

Von besonderer Bedeutung ist die Pflege ihrer Haut, die, wenn die Füße durch Knie-, Hüft- oder Kreuzprobleme nicht erreicht werden können, zur Aufgabe von FußpflegerInnen wird. Hornhautverdickungen, eingewachsene Nägel etc. können auch zum Problem der Mobilität werden. Bei kalten Füßen ist es nützlich (des Nachts) Socken zu tragen.

Bei Ameisenlaufen in den Füßen und bei Kältegefühl empfiehlt sich zusätzlich zu den ärztlichen Maßnahmen folgendes Hausmittel:

Eine Flasche mit heißem und eine Flasche mit kaltem Wasser füllen und verschließen. Die Flaschen werden vor einen Stuhl gelegt und sitzend beginnt man mit den nackten Fußsohlen die Flaschen hin und her zu rollen, etwa eine Minute, um dann kalt und heiß wieder zu vertauschen.

Einige Behandlungsgänge sind dabei notwendig.

Probleme mit den Zehen

Probleme wie Frostbeulen oder Hammerzehen sind Aufgaben des Orthopäden. Er wird außer seiner Behandlung sicherlich auch entsprechende Einlagen oder Schuhe überlegen.

Sprunggelenk

Bei Beschwerden im Sprunggelenk gibt es als weitere Maßnahme hohe Schuhe, die das Sprunggelenk umfassen und stabilisieren und eine Abrundung an der Fußsohle (Sohlenwiege) haben, um das Abrollen des Fußes beim Schreiten zu erleichtern.

Schuhe – Einlagen

Senioren haben sehr häufig Probleme mit den Füßen und in der Folge mit den Schuhen und den entsprechenden Schuheinlagen.

Beim Kauf von Konfektionsschuhen ist es, besonders wenn Beschwerden bestehen, notwendig, sich in Fachgeschäften oder durch Bandagisten beraten zu lassen. Die Eitelkeit beim Schuhkauf ist zwar verständlich, aber trotzdem sollte man gewissen Prinzipien folgen: Das Probieren eines Schuhs geschieht oft im Sitzen, doch bei Entlastung ist der Fuß kürzer als bei der Belastung. Deshalb sollte man beim Anprobieren von Schuhen auch aufstehen und herumgehen, um darauf zu achten, dass die Zehenspitzen keinen wesentlichen Kontakt mit der Schuhkappe haben bzw. dass keine Druckprobleme (Frostbeulen) auftreten können. Die Zehen sollten sich relativ frei bewegen können, dagegen soll die Ferse vom Schuh genau umfasst werden. Sie sollten eine Absatzhöhe von 2 bis 3 cm wählen, wobei der Absatz auch eine gewisse Breite haben muss, um das im Seniorenalter häufige „Fußumkippen" zu vermeiden. Nach Möglichkeit soll man einen Schnürschuh oder Schuhe mit Klettverschluss tragen, welche die Gegebenheiten des Fußrückens besser berücksichtigen, besonders aber dann, wenn man auch Einlagen verwendet.

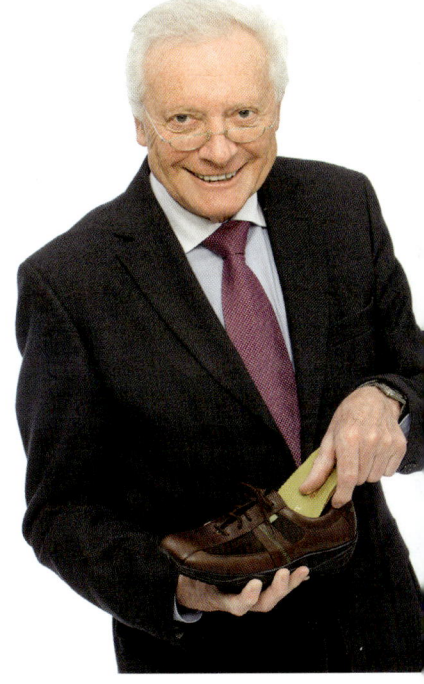

Der richtige Weg wäre, die zu den Einlagen passenden Schuhe auszusuchen, und nicht umgekehrt. Durch die Schnürung wird der Schuh nun gegen die Einlage fixiert, der Fuß rutscht beim Gehen nicht nach vorne und hebt sich auch im Fersenbereich nicht ab. Da viele Senioren aufgrund der Muskel- und Bänderschwäche zu einem Knicksenkfuß tendieren, muss der Fuß durch die Einlage mit Unterstützung des Kahnbeins in der richtigen Position gehalten werden.

Die Einlage soll allerdings nicht überkorrigieren und den Fuß gegen den oberen Teil des Schuhs drücken.

Der Polster der Einlage vorne dient zur Unterstützung der Mittelfußknochen, aber nicht der sehr häufig schmerzhaften Mittelfußköpfchen, in deren Bereich die sogenannten Spreizfußbeschwerden entstehen. Dieser Polster muss so in die Einlage eingearbeitet werden, dass es sicher keinen Druck auf die schmerzenden Mittelfußköpfchen ausübt, sondern diese durch den Druck auf die Knochenschäfte entlastet.

Das Tragen von Schlüpfern hat aus medizinischen Gründen besonders dann seine Berechtigung, wenn Senioren das Schnüren von Schuhen zum Beispiel wegen einer Hüftbewegungseinschränkung oder anderer Beschwerden nicht durchführen können. Ein langer Schuhlöffel könnte helfen. Hier sollte man darauf achten, dass Gummizüge den Fußrücken elastisch umfassen, und dass vor allem im Ballenbereich keine Nähte positioniert sind, die nicht nachgeben und dadurch zu Beschwerden führen können.

Sollten Probleme mit den Sprunggelenken bestehen, sind hohe Schuhe empfehlenswert. Wenn Füße immer wieder anschwellen, ist auch das Tragen von Stützstrümpfen notwendig. Sogenannte Gesundheitssandalen sind für zu Hause grundsätzlich empfehlenswert, stellen aber für Senioren manchmal einen Unsicherheitsfaktor dar. Das Klatschen der Sandalensohle gegen die Ferse beim Gehen ist ein positives Zeichen dafür, dass die Zehen krallen und damit die kurze und lange Zehenmuskulatur geübt wird. Beim Auftreten von Hammerzehen können Hammerzehenpolster verwendet werden. Wenn sich zwei Zehen einander zu sehr nähern, gibt es Zehenspreizer. Diese sollte man allerdings erst nach Beratung durch den Arzt oder den Bandagisten verwenden.

Fußübungen

Ein Leben lang werden die Füße belastet, ohne der dabei häufigen Überlastung etwas entgegenzusetzen.

Schmerzhafte Fußdeformationen können daraus resultieren. Um diese zu verhindern bzw. sie zu beeinflussen, sind auch gewisse Übungen notwendig. Zu unterscheiden sind dabei vier Übungsgruppen.

Beweglichkeits- und Muskelkräftigungsübungen mit weitgehender Fußentlastung

☞ *Fußkreisen*
Ein Fuß wird von der Unterlage abgehoben.
Beschreiben Sie jetzt einen möglichst großen Kreis im Sprunggelenk.
Erst in die eine, dann in die andere Richtung.

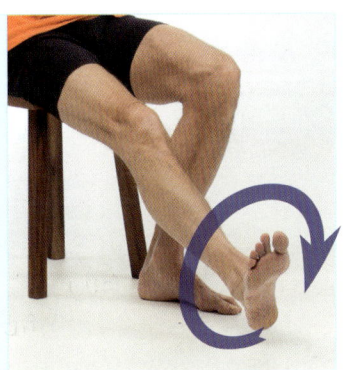

☞ Zehenkrallen mit einem Tuch

Die nackten Füße ruhen auf einem Tuch, die Zehen versuchen, möglichst viel von dem Tuch zu erfassen. Damit werden die Beweglichkeit der Zehen und die Kraft der kurzen Zehenmuskeln geübt.

Als Steigerung: Legen Sie einen Tennisball genau hinter den Fußballen und versuchen Sie die Zehen nach unten zu drücken bis ein gutes „Gewölbe" entsteht.

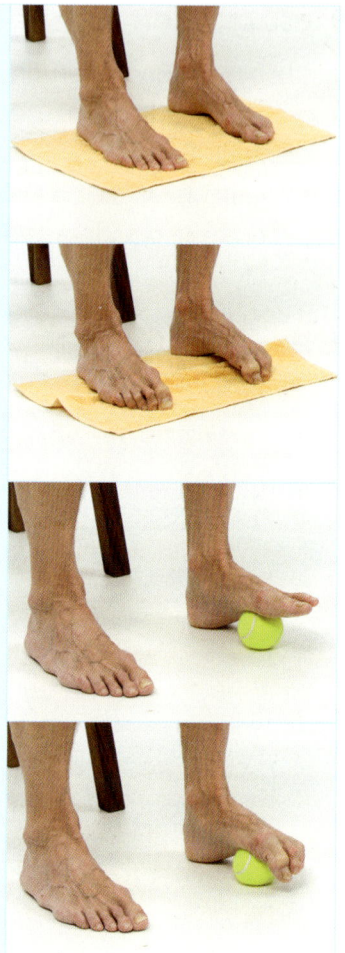

Übungen mit teilweiser Fußbelastung

👉 Abrollen

Sitzen Sie aufrecht. Ziehen Sie beide Fußspitzen nach oben, sodass Sie nur noch auf den Fersen stehen. Dann führen Sie die Gegenbewegung durch und rollen auf die Zehenspitzen. Jetzt beides zusammen. Ein Fuß steht auf der Ferse, der andere auf den Zehen. Beide Füße im Wechsel abrollen. 1 Minute lang.

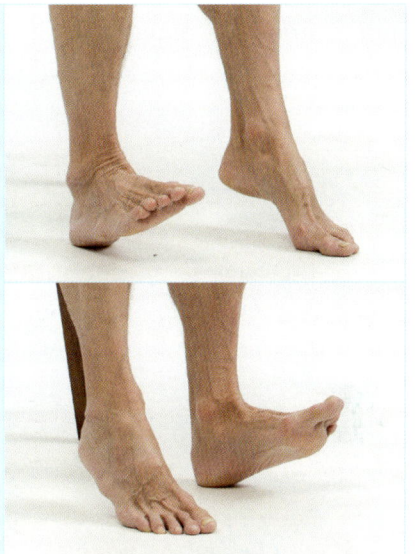

👉 Fußaußenrand und Fußinnenrand hinaufziehen

Aufrechter Sitz. Versuchen Sie so gut wie möglich den Außenrand der Füße hinaufzuziehen. Bleiben Sie einige Sekunden und entspannen Sie wieder. 5-mal wiederholen.
Dann den Innenrand nach oben ziehen, wieder die Spannung halten und anschließend entspannen. 5-mal wiederholen.
Achtung: Die Knie sollen nicht mitgehen!

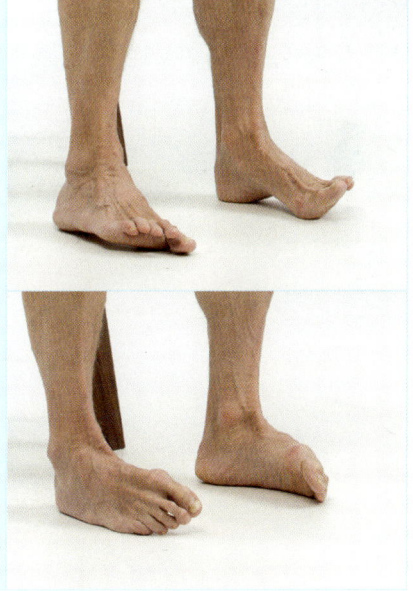

Selbstmobilisationsübungen

Diese Übungen sind nur möglich, wenn man beschwerdefrei und leicht mit den Händen die eigenen Füße erreicht. Sie können auch gut mit intensiver Hautpflege der Füße mit entsprechenden Salben oder Cremen verbunden werden.

☛ Das Kipfel*

Mit einer Hand werden die Fußwurzelknochen fixiert, mit der anderen Hand wird vor allem der äußere Fußrand ergriffen, nach unten gezogen und dadurch die Fußsohle dem Behandelnden (fast) sichtbar gemacht. Der Fuß bildet annähernd ein Kipfel.

Diese Übung ist besonders nach längeren schmerzhaften Belastungen, zum Beispiel am Abend angezeigt.

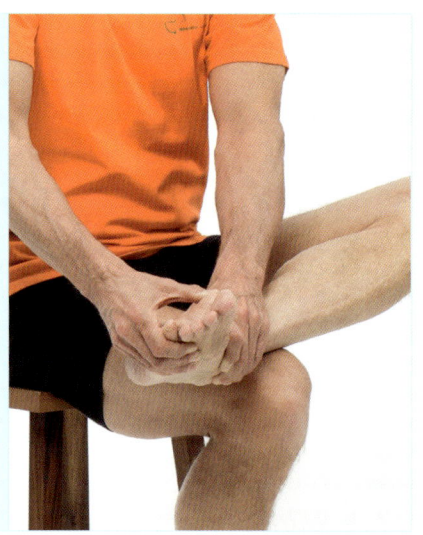

---

* Kipfel = österreichische Bezeichnung für Hörnchen

☛ **Spreizfußübung**
Es wird jeweils ein Zehenstrahl im Mittelfußbereich erfasst und hin und her bewegt. Diese Übung ist besonders bei schmerzhaften Spreizfußbeschwerden hilfreich.
Es ist übrigens keine Schande, wenn man die beiden zuletzt beschriebenen Übungen von jemand anderem durchführen lässt. (Liebe ist auch, dem anderen gelegentlich die Zehen zu mobilisieren.)

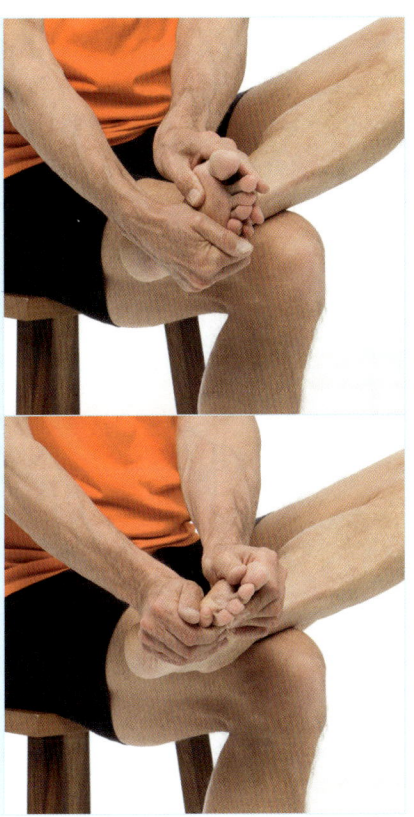

Fußübungen mit Belastung

☛ **Fußaußenrandgehen**
Gehen und Stehen auf den Fußaußenrändern trainiert wichtige, das Fußgewölbe beeinflussende Muskeln.

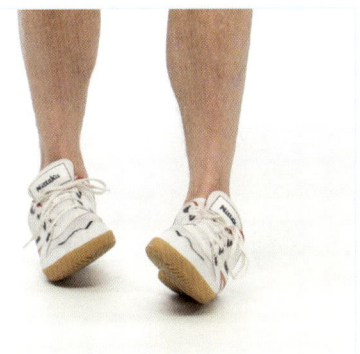

👉 Fersengang

Durch das Gehen auf den Fersen – bei Unsicherheit sollte man sich anhalten – werden wieder wichtige, den Fuß beeinflussende Unterschenkelmuskeln gekräftigt.

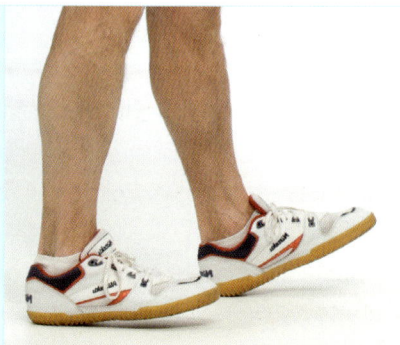

👉 Zehengang

Zum Kräftigen der Wadenmuskulatur.

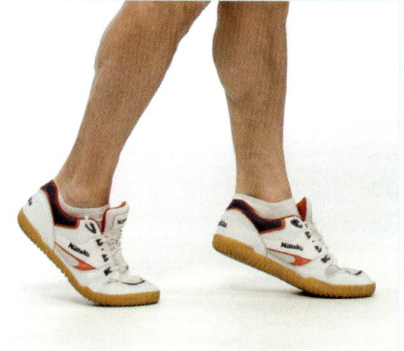

Nicht vergessen:
Keine der Übungen darf weh tun!
Im Zweifelsfall den Arzt fragen!
Die Übungen sind nur dann sinnvoll, wenn sie regelmäßig durchgeführt werden!

Das Knie

Zu den häufigsten zur Abnützung neigenden Gelenken gehört das Knie (Gonarthrose).

Die Feststellung durch das Röntgen, dass das Knie abgenützt sei, besagt noch nicht, ob diese Veränderungen schmerzhaft sind, und stellt für den Arzt das Problem, welche Struktur am Knie jetzt tatsächlich schmerzt. Von besonderer Wichtigkeit ist, dass der Gelenkknorpel eine regelmäßige Belastung zur Normalfunktion braucht. Somit braucht auch die Gonarthrose (das abgenützte Kniegelenk) ein gewisses Ausmaß an Belastung, aber eben nicht zu viel – der Schmerz ist wiederum Warner. Da das Knie für viele Senioren ein großes Problem darstellt, soll auf die sogenannte Gonarthrose besonders eingegangen werden.

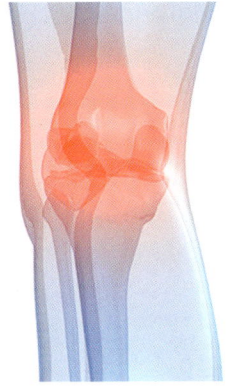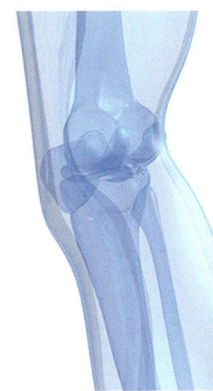

Konservativ-orthopädische Behandlungen

Konservativ-orthopädische Behandlungen sind bei vielen Menschen dann vorgesehen, wenn die gestaltlichen Veränderungen noch nicht eindrucksvoll sind und die sich daraus ergebende Funktionsstörung (Mobilität) mäßig ausgebildet ist.

Therapieformen

Viele dieser im Allgemeinen chronischen Beschwerden sprechen sehr gut auf die Anwendung von Heilreizen an. Dazu gehören die Heilanästhesie, die Manuelle Therapie, die Akupunktur, die Heilgymnastik, die Ultraschallanwendung, Infiltrationen (mit Lokalanästhetika, mit entzündungshemmenden Substanzen, mit Knorpelschutzpräparaten) und die Elektrotherapie.

Wann operieren?

In bestimmten Fällen, besonders wenn die Abnützung in den Kniegelenken und auch der Verlust der Lebensqualität ein bestimmtes Ausmaß überschreitet, d. h. bei schwerer Beeinträchtigung der Mobilität, schweren Schmerzen und ausgeprägten Veränderungen des Kniegelenks sollte ein orthopädisch-chirurgischer Eingriff erfolgen.

Heilbehelfe

Einlagen und Bandagen

Geeignete Schuheinlagen können besonders bei vermehrter X- oder O-Beinstellung der Knie eine Korrektur der Beinachse erzielen und damit eventuelle Beschwerden lindern. Dienlich ist auch das Tragen einer Stützbandage (Kniestrumpf), nicht um das Knie ruhig zu stellen, sondern um über eine Aktivierung von Nervenfühlern in der Haut und Muskulatur dem Bein das Gefühl der Festigkeit zu geben. Stützbandagen sollten nur im Gehen oder Stehen getragen werden, nie im Liegen. Im Sitzen sollten sie vom Knie hintergeschoben werden.

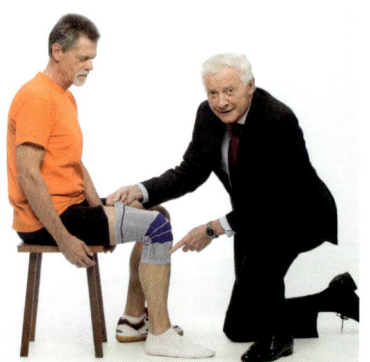

Stützen

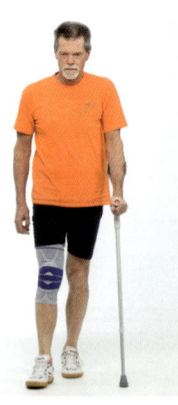

Komplizierte apparative Maßnahmen wie Orthesen werden seltener benutzt und sind vor allem bei schwersten Deformierungen und Lockerungen der Gelenkmechanik eine Möglichkeit, die Operation hinauszuschieben. Zur Entlastung des schmerzhaften Kniegelenks kann ein Stock oder eine Stützkrücke verwendet werden. Das hilft besonders bei akuten Schmerzen. Diese Hilfen sollen auf der sogenannten gesunden Seite getragen werden.

Was das Knie noch braucht – Regeln für gesunde Bewegungen

Bewegung
Der Knorpel braucht den Wechsel aus Be- und Entlastung. Vermeiden Sie langes Stehen und Gehen.

Sitzen
Zu niedriges Sitzen bzw. Sitzgestühl, das die Bewegungsmöglichkeit des Kniegelenks einschränkt und keine Streckung ermöglicht, wie im Theater, Flugzeug etc., sollten vermieden werden.

Körpergewicht
Achten Sie auf Ihr Körpergewicht. Ihr Kniegelenk freut sich über jedes Kilo weniger.

Tragen
Vermeiden Sie das Tragen von schweren Gewichten.

Entlastung
Entlasten Sie Ihr Kniegelenk so oft wie möglich durch Vermeiden von häufigem Treppensteigen und durch Verwendung eines Stockes!

Treppensteigen
Beim Treppensteigen hinauf mit dem besseren Bein beginnen, beim Treppensteigen hinunter mit dem schlechteren Bein. Handlauf benützen.

Muskulatur
Trainieren Sie täglich Ihre Muskulatur. Dehnen Sie die Muskeln nach langem Sitzen oder Sport.

Schuhe

Achten Sie auf die richtigen Schuhe mit weichen Sohlen. Tragen Sie keine dünnen hohen Absätze.

Sport

Betreiben Sie knieschonende Sportarten (siehe Kapitel 16, S. 147).

Gelenke

Achten Sie bei Ihren Alltagsbewegungen darauf, dass Ihre Beinachsen gerade sind, das heißt Hüft-, Knie- und Fußgelenke stehen übereinander. Keine O- oder X-Beinstellung.

Knieübungen

Damit das Kniegelenk gut funktionieren kann, ist es wichtig, dass keine Muskelgruppe zu viel Druck oder Zug auf das Gelenk ausübt.

Zu beachten!
- Atmen Sie während der Übungen ganz normal weiter.
- Dies ist eine Auswahl an leichten und schweren Übungen, bitte wählen Sie nach Ihrem Können und in Rücksprache mit Ihrem Arzt aus.
- Die Übungen dürfen keine Schmerzen auslösen!

Um das Gleichgewicht der Muskeln wieder herzustellen, helfen folgende Übungen:

☛ **Entlastung der Kniegelenke**
Setzen Sie sich auf einen Tisch oder einen hohen Sessel. Die Füße sollen frei hängen können. Pendeln Sie mit den Unterschenkeln vor und zurück. Mindestens 1 Minute lang.

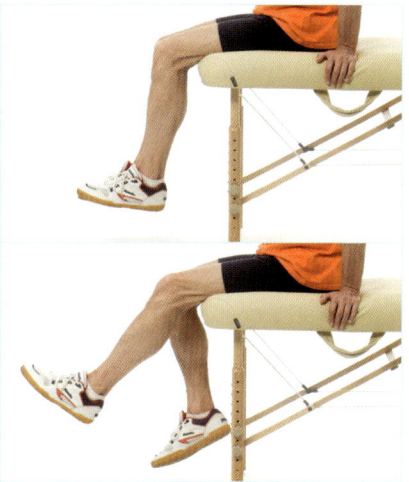

☛ **Verbesserung der Beweglichkeit im Sitzen**
Stellen Sie die Füße leicht auseinander auf den Boden. Knie- und Hüftgelenke sind ca. 90° gebeugt. Wichtig bei dieser Übung ist, dass sich die Stellung der Knie nicht verändert. Auch die Ferse bleibt an einem Punkt. Drehen Sie jetzt den Vorfuß so weit wie möglich nach außen, halten Sie die Position einige Sekunden und gehen Sie in die Ausgangsstellung zurück. Drehen Sie dann den Vorfuß einwärts.

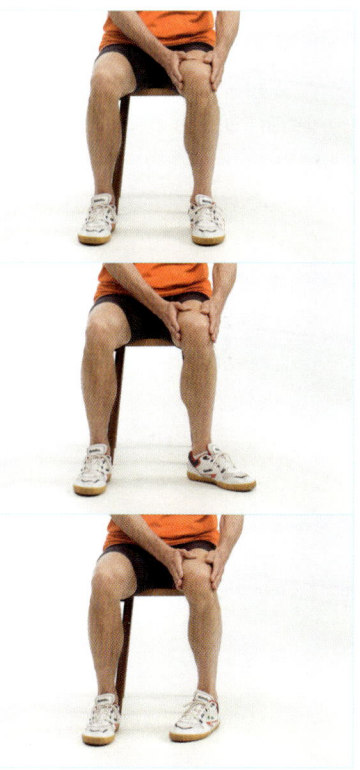

☛ **Kräftigung der Oberschenkelmuskeln im Sitzen**

Setzen Sie sich jetzt so auf Ihren Sessel, dass die Oberschenkel ganz aufliegen. Strecken Sie das betroffene Knie so weit wie möglich und ziehen Sie die Fußspitze nach oben zu sich. 6 Sekunden halten, dann wieder entspannen.

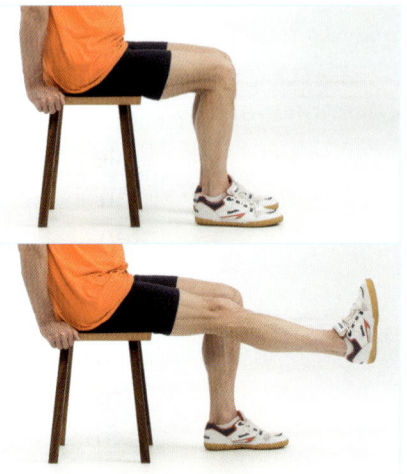

☛ **Kräftigung der Beinmuskulatur im Sitzen**

Beide Füße haben Bodenkontakt und stehen leicht auseinander. Achten Sie darauf, dass Ihre Kniegelenke genau über den Füßen stehen. Stemmen Sie beide Füße in den Boden, bis Sie eine gute Spannung in den Beinen spüren. Versuchen Sie jetzt auch noch Ihre Gesäßmuskulatur zu aktivieren. 6 Sekunden halten und wieder entspannen.
Steigerung: Neigen Sie Ihren Oberkörper vor und verlagern Sie das Gewicht auf die Füße, bis sich das Gesäß leicht von der Sitzfläche abhebt.

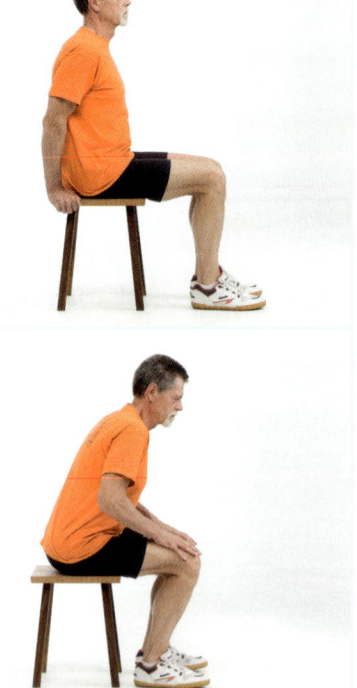

☛ **Verbesserung der Beweglichkeit und Durchblutung in Rückenlage (Radfahren)**

Beide Beine aufstellen. Drücken Sie Ihre Lendenwirbelsäule flach auf die Unterlage und halten Sie diese Spannung während der ganzen Übung. Beginnen Sie mit dem betroffenen Bein langsam zu radeln, bis Sie eine gute Spannung im Oberschenkel spüren. Sie können die Übung steigern, indem Sie rückwärts radeln. Die Wirbelsäule bleibt fest auf dem Boden.

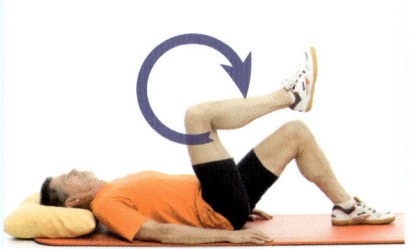

☛ **Dehnung der Schinkenspanner und Wadenmuskulatur**

Ziehen Sie ein Knie in Richtung Bauch und halten Sie es mit den Händen in der Kniekehle. Strecken Sie langsam das Knie, bis eine gute Spannung spürbar ist. Mindestens 10 Sekunden halten. Sie können die Übung steigern, indem das gesunde Bein gestreckt am Boden liegt und Sie die Ferse Richtung Decke schieben. Nehmen Sie eventuell ein Tuch oder einen Gürtel zu Hilfe.

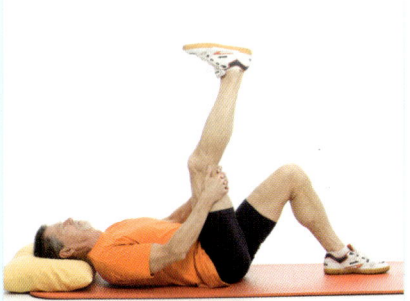

☛ **Zusammenspiel der Beinmuskulatur**

Legen Sie sich eine kleine Rolle oder einen Polster unter das betroffene Knie. Fußspitzen hochziehen. Ferse und Knie nach unten drücken.

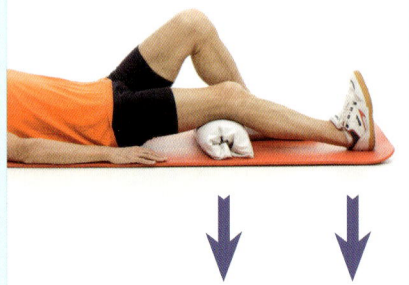

☛ **Kräftigung der Kniestreckmuskulatur in Rückenlage**

Das Knie wird mit einer Rolle oder einem Polster unterlagert. Ziehen Sie die Fußspitzen hinauf und strecken Sie das Knie durch. Diese Spannung 6 Sekunden halten und dann wieder ablegen.

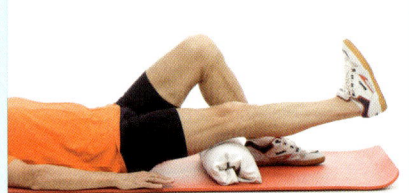

☛ **Kräftigung der seitlichen Gesäßmuskulatur**

Das betroffene Bein liegt oben. Das untere Bein wird angebeugt. Strecken Sie das obere Bein (Fußspitze hochziehen, Knie gestreckt) und schieben Sie es lang in Richtung Ferse heraus. 6 Sekunden halten und lösen. Als Steigerung versuchen Sie, das Bein leicht anzuheben und die Ferse nach oben zu drehen.

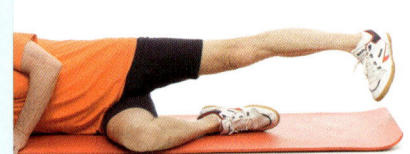

👉 Ausfallschritt

Aufrecht stehen. Ein Fuß wird auf einem Sessel oder einer Stufe abgestellt. Die Dehnung wird durch eine kleine Bewegung im Becken aufgebaut. Spannen Sie jetzt Ihre Gesäß- und Bauchmuskeln an und schieben Sie das Becken langsam nach vorne, bis ein Ziehen in der Leiste zu spüren ist. Achten Sie darauf, nicht ins Hohlkreuz zu fallen – die Wirbelsäule gestreckt lassen. Mindestens 10 Sekunden bleiben, dann entspannen. 2- bis 3-mal pro Seite.

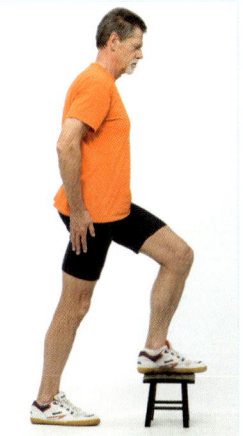

👉 Dehnung der Wadenmuskulatur im Stehen

Stellen Sie sich mit beiden Füßen auf eine Stufe. Sie sind zur Stufe gewandt. Zu Ihrer eigenen Sicherheit bitte am Geländer festhalten. Der betroffene Fuß steht nur mit dem Vorfuß auf der Stufe. Lassen Sie die Ferse nach unten sinken, bis eine gute Dehnung spürbar wird. Dort mindestens 10 Sekunden bleiben.

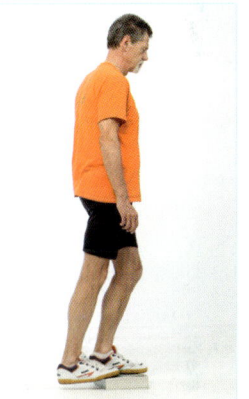

👉 Kräftigung der Beinmuskulatur und Verbesserung der Gelenkstellung im Stehen

Stellen Sie die Füße parallel und leicht auseinander. Spannen Sie Ihre Gesäßmuskeln fest an und drehen Sie die Oberschenkel nach außen. Die Wirbelsäule bleibt dabei gerade! 7 Sekunden halten und entspannen.

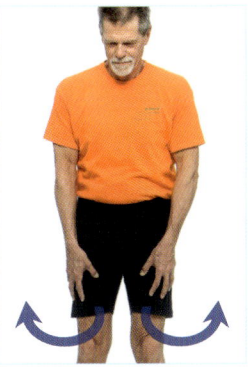

☛ **Verbesserung der Koordination**
Diese Übung dient dem Gleichgewicht. Der betroffene Fuß steht auf einem Polster, das Knie ist leicht gebeugt. Versuchen Sie diese Stellung zu halten und das Gewicht auf das Bein so zu verlagern, dass Sie den anderen Fuß heben können.
Als Steigerung wird das freie Bein vorn und hinten aufgetippt, aber ohne dass sich das Standbein verändert. Je „wackeliger" die Unterlage ist, desto mehr wird das Zusammenspiel der Muskeln trainiert.

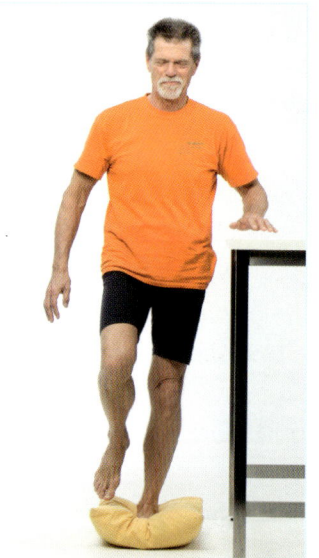

Die Hüfte

Eine wesentliche Ursache für Beschwerden im zunehmenden Alter ist die Abnützung des Hüftgelenks, die mit Schmerzen in der Leiste, aber auch am großen Rollhügel mit Ausstrahlung meistens in den Oberschenkel einhergeht.

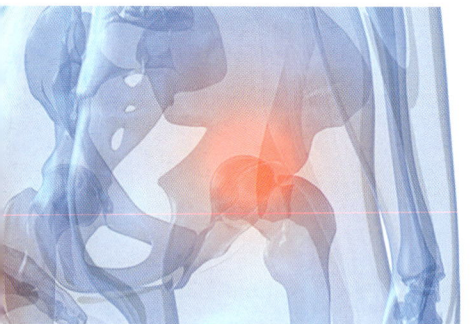

Coxarthrose – die Hüftarthrose

Mit zunehmendem Alter können Verschleißerscheinungen am Bewegungsapparat schmerzhafte Beschwerden verursachen. Neben der Wirbelsäule, dem Kniegelenk und der Schulter ist es die Hüfte, die bei ihrer Abnützung, genannt Coxarthrose oder Hüftarthrose, die Alltagsbeweglichkeit des Menschen sehr einschränkt. Einerseits sind diese Veränderungen Ausdruck einer angeborenen begrenzten Lebensdauer der Hüftgelenkknorpel, andererseits können aber auch Hüfterkrankungen von früher, wie Hüftdysplasie, Hüftluxationen, Unfälle etc. die Entstehung einer Hüftarthrose beschleunigen. Es ist ein verständlicher Wunsch, hier entsprechende Informationen zu erhalten.

Wichtig ist dabei auch zu erfahren, was man selbst tun kann, beziehungsweise was man tun muss:

Was ist die Coxarthrose?
Es handelt sich um ein Zugrundegehen von Gelenkknorpeln des Hüftkopfes und der Hüftpfanne mit Reaktionen des umliegenden Knochengewebes.

Häufigkeit
Nach der Kniearthrose und der Schultergelenkarthrose steht die Hüftarthrose in der Häufigkeit des Auftretens an 3. Stelle. In zunehmendem Alter tritt die Hüftarthrose häufiger auf. Bei der Hälfte bis drei Viertel aller Betroffenen sind dabei beide Gelenke befallen.

Röntgenbefund
Zuerst muss festgestellt werden, dass nur ein relativ kleiner Teil der Menschen mit leichten Veränderungen im Sinne der Coxarthrose tatsächlich auch Beschwerden haben. Man muss also den Röntgenbegriff Coxarthrose von dem tatsächlichen Begriff der Hüftgelenkabnützung mit Beschwerden streng trennen.

Symptome der Coxarthrose
Eines der ersten Zeichen einer beginnenden Coxarthrose ist die Beweglichkeitseinschränkung. Zum Beispiel ist das Nach-innen-Drehen des Beines, aber auch das Spreizen gehemmt. Als Letztes ist das für das Sitzen wichtige Hüftbeugen behindert. Es können allmählich, aber auch plötzlich Schmerzen einsetzen und hier gibt es einige wichtige Details. Die Hüftarthrose macht nicht nur Schmerzen in der Leiste, sie kann auch Ausstrahlungs-

schmerzen in den Oberschenkel und bis ins Knie, in schweren Fällen sogar in den Unterschenkel verursachen. Durch die Muskelverspannungen treten auch Schmerzen im großen Rollhügel auf. Das ist der am weitesten nach außen ausladende Teil des Beckens, in dem wichtige Muskeln ansetzen.

Durch die Fehlbelastung entstehen auch allmählich Kreuzschmerzen, was gelegentlich zu der falschen Annahme führt, es handle sich um einen Bandscheibenvorfall, der vom Kreuz in den Oberschenkel ausstrahlt. Beide Erkrankungen gehören sorgfältig voneinander unterschieden.

Die medizinische Diagnose Hüftarthrose
Einerseits ist es die Röntgenuntersuchung, andererseits aber die sorgfältige körperliche Untersuchung, die besonders die Spreizung nach innen im Seitenvergleich zur anderen Seite testet. Dabei liefert das Tasten von anderen schmerzhaften Stellen, wie der Muskelansätze am Schambein, am großen Rollhügel, im Gesäß und im Kreuz bereits Hinweise, wie die Behandlung zu erfolgen hat.

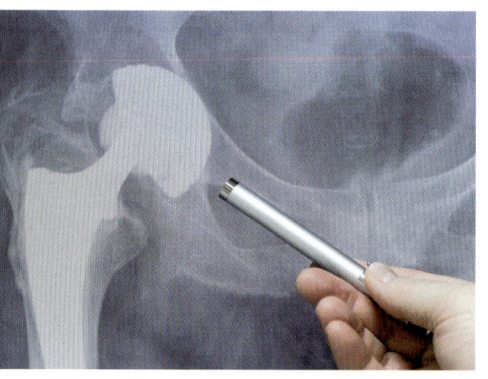

Konservativ-orthopädische Behandlung

Primär ist es wichtig entzündungshemmende Schmerzmittel zu nehmen, die festgestellten Muskelverspannungen mit Massagen, Manueller Therapie oder Infiltrationen behandeln zu lassen, sowie die Hüfte nicht zu überlasten, wobei auch kurmäßige Behandlungen große Bedeutung haben.

Das Problem Operation

Es liegt in der Entscheidung des Patienten und seines behandelnden Arztes, wann diese überaus erfolgreiche Operation, der Gelenkersatz, durchgeführt wird. Das ist besonders der Fall, wenn Alltagsbelastungen schwer zu ertragen sind, ein regelmäßiger Bedarf nach Schmerzmittel besteht, die Schmerzen auch des Nachts nicht mehr aufhören und die Beweglichkeit in zunehmendem Maße eingeschränkt ist.

Hüftgelenksübungen

Nach Operationen und bei leichten Arthrosen im Zweifelsfall ärztlichen Rat einholen.

Es handelt sich um regelmäßige Übungen, die das Gelenk bewegen und die Hüftmuskeln trainieren.

Bei Abnützungserscheinungen im Hüftgelenk (Arthrose) beginnt die Gelenkkapsel zu schrumpfen, gewisse Muskeln sich zu verkürzen, andere sich abzuschwächen und die Beweglichkeit wird immer schlechter. Um dem entgegenzuwirken oder vorzubeugen, ist es wichtig, die Hüfte durch regelmäßiges Training (am besten täglich) zu beüben.

Inhalt der Übungen

Einmal am Tag sollte das Gelenk bis an das mögliche Ende bewegt werden, ohne Schmerzen zu provozieren. Die folgenden Übungen dienen einerseits der sogenannten Gelenkpflege, andererseits trainieren und kräftigen sie die wichtigsten Hüftmuskeln.

Zweck der Übungen

- Dehnung zur Erhaltung bzw. Verbesserung der Gelenkbeweglichkeit
- Kräftigung der hüftumgebenden Muskulatur zur Entlastung des Gelenks
- Bewegung zur optimalen Versorgung des Gelenkknorpels

> **Bitte beachten Sie:**
> Bei den Übungen im Liegen sollte die Unterlage nicht zu weich sein. Tragen Sie außerdem bequeme Kleidung und achten Sie bei den Übungen im Stehen auf Turnschuhe mit einer rutschfesten Sohle.

In Rückenlage

👉 **Bein aus der Hüfte „ziehen"**
Ein Bein ist aufgestellt, das andere liegt ausgestreckt. Beim gestreckten Bein wird jetzt die Fußspitze nach oben gezogen, das Knie gestreckt und das ganze Bein in Verlängerung der Ferse herausgeschoben. Diese Spannung einige Sekunden halten, dann wieder entspannen. 5-mal, dann die Seite wechseln.

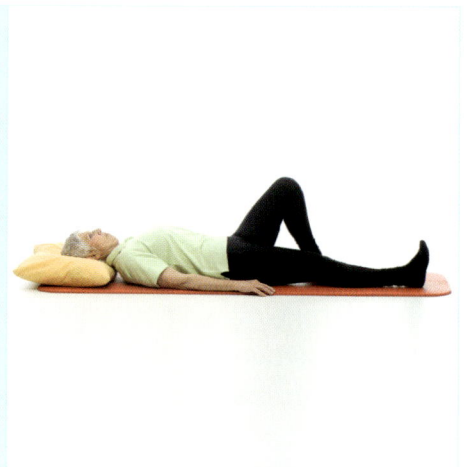

👉 **„Öffnen" des Hüftgelenks**
Ein Knie wird mit den Händen in der Kniekehle so weit wie möglich an den Bauch gezogen. Das andere Bein liegt ausgestreckt. Versuchen Sie bei jedem Ausatmen, das gestreckte Bein mehr und mehr in die Unterlage zu drücken. Einige Sekunden in der Dehnung bleiben. 2- bis 3-mal, dann die Seite wechseln.

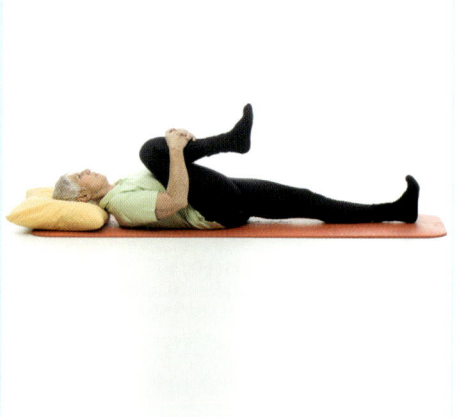

👉 Außendrehung

Beide Beine liegen ganz gerade, die Fußspitzen sind nach oben gezogen, die Knie gestreckt. Mit dieser Spannung in den Beinen drehen Sie jetzt beide Beine so weit wie möglich nach außen, halten 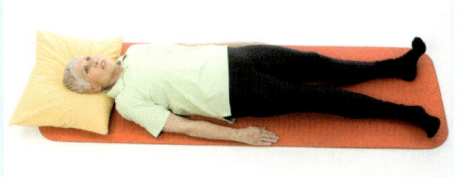 einige Sekunden, entspannen wieder. Zur Verstärkung der Übung spannen Sie beim Auswärtsdrehen gleichzeitig die Gesäßmuskeln an. 5-mal.

👉 Innendrehung

Die Beine liegen etwas weiter gespreizt, sodass sich die Füße während der Übung nicht berühren. Wieder werden beide Beine durchgestreckt und diesmal so weit wie möglich nach innen gedreht. Am 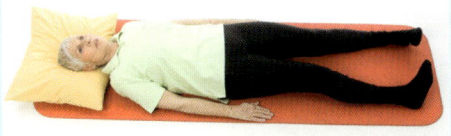 Ende der Bewegung einige Sekunden in der Dehnung bleiben, gleichmäßig weiteratmen, dann wieder entspannen. 5-mal.

👉 Hüftspreizen

Ein Bein wird aufgestellt. Jetzt versuchen Sie das Knie langsam nach außen abzulegen, evtl. leicht mit der Hand nachdrücken. Bleiben Sie einige Atemzüge lang in der Dehnung und probieren Sie 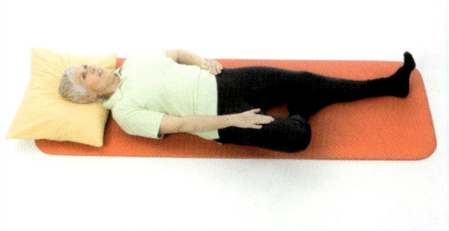 bei der Ausatmung ganz bewusst die Innenseite der Oberschenkel zu entspannen, 2- bis 3-mal wiederholen.

☛ Hüfte „umrühren"

Beide Beine sind aufgestellt, mit den Füßen eng zusammen. Das Gesäß und die Bauchmuskeln werden angespannt, die Lendenwirbelsäule soll flach auf dem Boden liegen und auch während der ganzen Übung in dieser Stellung bleiben. Legen Sie jetzt ein Knie zur Seite ab, strecken Sie das Bein aus und ziehen Sie den Fuß mit schleifender Ferse wieder in die Ausgangsstellung. (Das Bein wird nie abgehoben, der Fuß hat immer Bodenkontakt!) Wiederholen Sie diesen Halbkreis ca. 15- bis 20-mal mit einem Bein und wechseln Sie dann die Seite. Gleichmäßig weiteratmen.

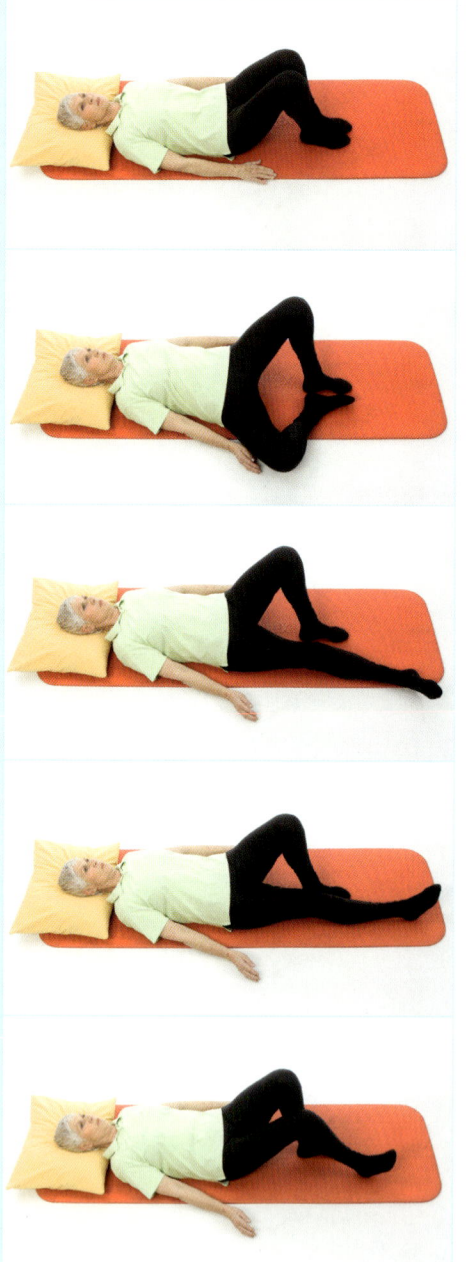

Im Stehen

👉 **Kräftigung der Gesäßmuskulatur**
Dies ist wohl die einfachste Übung, die man jederzeit und zwischendurch in den Alltag einbauen kann. Stellen Sie sich aufrecht hin und spannen Sie Ihre Gesäßmuskulatur so fest wie möglich an, halten Sie diese Spannung 6 Sekunden. Atmen Sie gleichmäßig weiter, es soll ja niemand merken, dass Sie gerade Ihre Gesäßmuskeln trainieren. Oder?

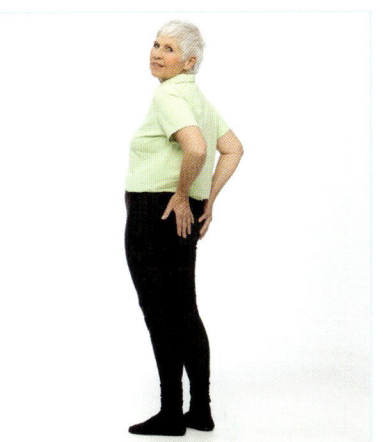

👉 **Kräftigung der mittleren Gesäßmuskulatur (Abduktoren)**
Stellen Sie sich aufrecht so hin, dass Sie sich mit den Händen festhalten können (z. B. am Waschbecken oder Bettende). Verlagern Sie das Gewicht auf das linke Bein und spannen Sie Ihre Gesäß- und Bauchmuskeln an. Schieben Sie den rechten Beckenkamm langsam nach oben und halten Sie die Spannung einige Sekunden, bevor Sie das Becken wieder nach unten absenken. Wiederholen Sie diese Übung 5- bis 10-mal, bis Sie eine gute Spannung in den seitlichen Gesäßmuskeln auf beiden Seiten spüren, dann die Seite wechseln.

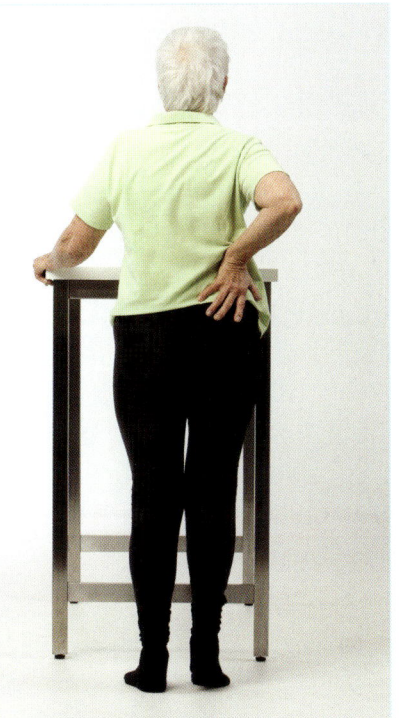

In Seitenlage

👉 **Kräftigung der mittleren Gesäßmuskulatur (Abduktoren)**

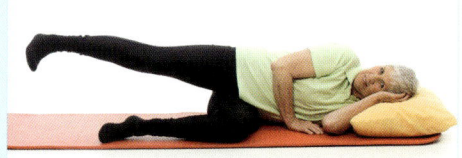

Das untere Bein liegt 90° angewinkelt. Das obere Bein wird gestreckt, leicht von der Unterlage abgehoben und nach hinten geführt. Als Steigerung können Sie noch die Ferse nach oben drehen und das Bein langsam auf und ab bewegen. (Die Bewegung kommt nur aus dem Hüftgelenk, das Becken bleibt ruhig liegen!) 5- bis 10-mal wiederholen, dann die Seite wechseln.

Bewegungsübungen im Stehen

👉 **Pendeln vor und zurück**

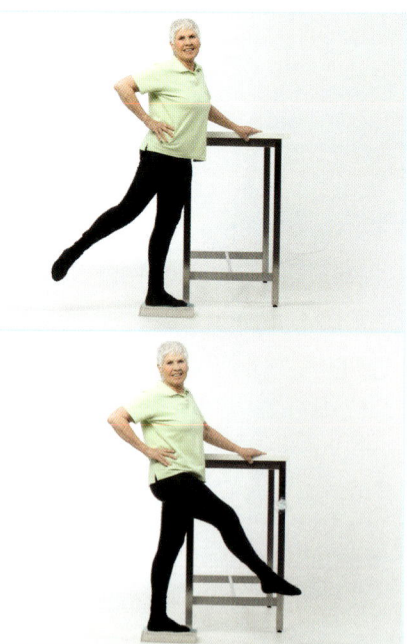

Stellen Sie sich im Treppenhaus quer zur Stufe und halten Sie sich gut am Geländer fest. Ein Fuß steht jetzt auf einer Stufe, das andere Bein „hängt" in der Luft. Beginnen Sie langsam mit dem Bein vor und zurück zu „pendeln", ca. 1 Minute lang. Diese Übung entlastet das Hüftgelenk, indem es durch das Gewicht des Beines leicht auseinandergezogen wird. (Zur Steigerung können Sie auch eine Gewichtsmanschette um den Knöchel binden).

👉 Pendeln überkreuzt

Stellen Sie sich normal auf eine Treppe (als ob Sie hinauf gehen wollen) und halten Sie sich gut am Geländer fest. Pendeln Sie jetzt mit dem freien Bein so, dass Sie hinten überkreuzen und zur Seite schwingen.
Dann drehen Sie sich um und überkreuzen vor dem Körper.
Wieder je eine Minute lang.

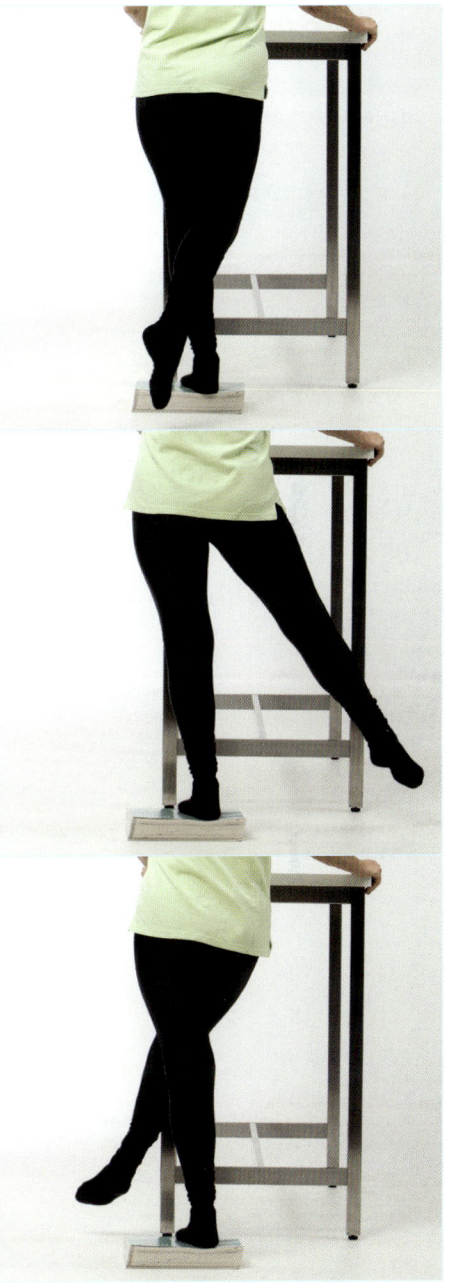

👉 Ausfallschritt

Aufrecht stehen. Ein Fuß wird auf einem Sessel oder einer Stufe abgestellt. Die Dehnung wird durch eine kleine Bewegung im Becken aufgebaut.

Spannen Sie jetzt Ihre Gesäß- und Bauchmuskeln an und schieben Sie das Becken langsam nach vorne, bis ein Ziehen in der Leiste zu spüren ist. Achten Sie darauf, nicht ins Hohlkreuz zu fallen – die Wirbelsäule gestreckt lassen. Mindestens 10 Sekunden bleiben, dann entspannen. 2- bis 3-mal pro Seite.

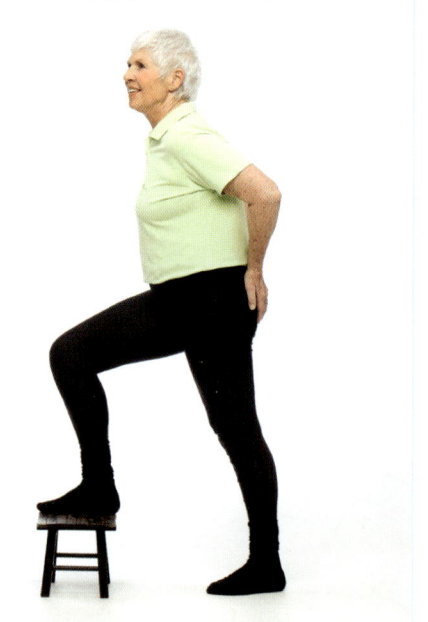

8 BEWEGUNGEN IM ALLTAG
langsam und bedächtig!

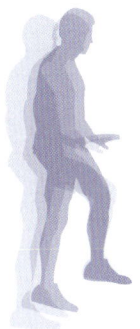
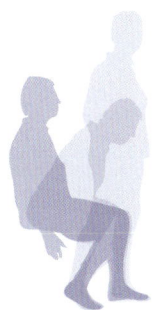

Durch die regelmäßige Durchführung der vorgestellten Übungen werden verkürzte Muskeln gedehnt, geschwächte gekräftigt und gewisse Abschnitte des Bewegungsapparates in ihrer Beweglichkeit normalisiert.

Die nun vorzustellenden Alltagsbewegungen sollten immer wieder geübt werden. So werden sie nach und nach automatisiert und wirken auch heilgymnastisch. Bewegungsabläufe können richtig und kraftschonend durchgeführt werden.

Das Stehen

Das Stehen wurde schon bei der „idealen Haltung" erwähnt (siehe Kapitel 3, S. 45). Das Stehen soll auf beiden Beinen mit etwa schulterbreit gespreizten Füßen erfolgen, mit einer gleichmäßigen Belastung von beiden Füßen, das Hinterhaupt hoch, die Schulter beidseitig seitlich fallen gelassen, der Gesäßmuskel und die Bauchmuskulatur leicht angespannt. Doch auch beim Stehen erfolgt ein pausenloser Wechsel von einem Standbein auf das andere Bein, das Spielbein. Das heißt, bei längerem Stehen erfolgt ein „Gehen" auf der Stelle.

Das Sitzen

Die Sitzgelegenheit

In Abhängigkeit von den Funktionen des Sitzens sollen die entsprechenden Sitzmöglichkeiten ausgesucht werden.

Abzuraten ist von niedrigen Sitzgelegenheiten, so wie Hocker oder Schemel. Sie erfordern eine verstärkte Hüftbeugung und eine Vorneigung der Lendenwirbelsäule, die Beschwerden verursachen können. Schwierig ist bei ihnen auch das Aufstehen. Es bedarf schon einiger Geschicklichkeit, sich aus einer bequemen niedrigen Couch zum Stehen emporzuarbeiten.

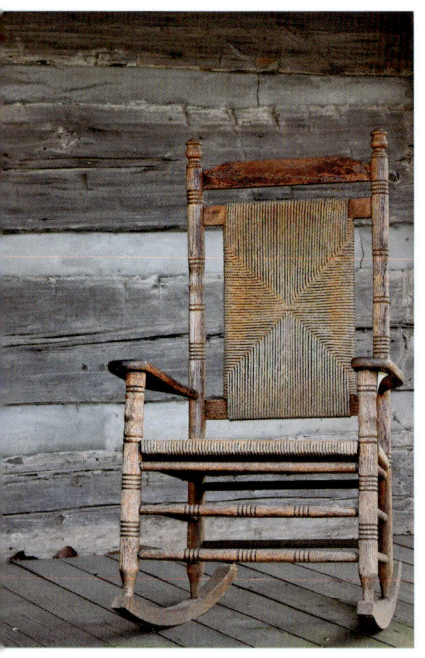

Empfohlen wird eine Sitzgelegenheit mit mindestens Unterschenkelhöhe und Rücken- sowie Seitenlehnen, denn zum Sitzen gehören auch das Niedersetzen und das Aufstehen.

Eine Fernsehcouch oder ein Fernsehfauteuil sollte einen Fußteil haben, um die Beine hoch zu lagern. Die bequeme Rückenlehne mit Seitenstützen und einer Kreuzstütze sollte in Abhängigkeit von der Höhe der Bildfläche geneigt sein. Bei bodennahem Fernsehschirm ist die Lehne eher aufzurichten. Hier muss allerdings der Fußteil etwas gesenkt werden. Bei einem höhergestellten Schirm (was empfehlenswert ist!) kann die Rückenlehne nach hinten gekippt werden.

Ein richtiger Freizeitsitz soll also eine leicht nach rückwärts abfallende Sitzfläche haben, eine hohe, weite, nach hinten neigbare Lehne, eine Kreuzstütze (Kissen, Kopfstütze, Nackenrollen oder Ähnliches) und ausreichend lange Armlehnen.

Nicht zu vergessen ist der Schaukelstuhl: Er ist angenehm, beruhigend und trainiert auch das Gleichgewicht.

Das Setzen

Beim Niedersetzen stellt man sich vor den Sitz und orientiert sich nochmals bedächtig, wo er steht. Dann kann man nach Zurückschieben eines Fußes (gesunde Seite) die Knie beugen und möglichst rasch Kontakt mit den Seitenlehnen aufnehmen, sich abstützen, um die Setzbewegung schonend durchzuführen.

Das Aufstehen

Das Aufstehen erfolgt am besten folgendermaßen:

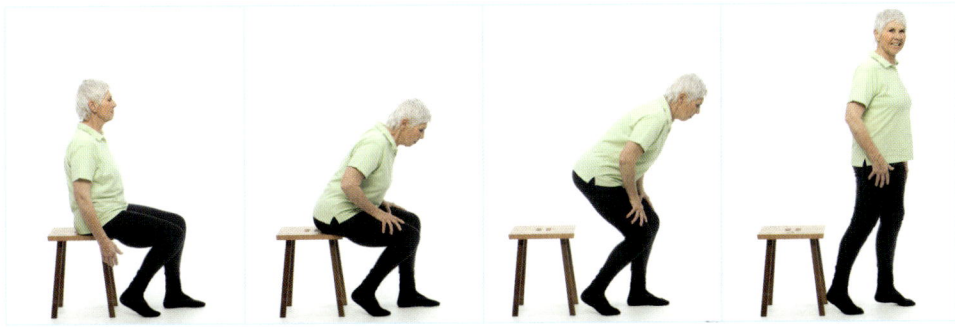

Man rutscht mit dem Gesäß möglichst weit nach vorne, schiebt einen Fuß (die bessere Seite) unter den Sitz, den anderen etwas vor, neigt den gesamten Rumpf aus der Hüfte nach vorne, ergreift die Seitenlehnen oder die Oberschenkel und drückt sich von diesen unterstützt auf.

Für die Arbeiten, die im Sitzen zu verrichten sind, empfiehlt sich ein höhenverstellbarer Drehstuhl mit stabiler Fünffach-Gliederung des Stuhlfußes und leicht laufenden sowie bremsenden Rollen, eine gefederte, gut gedämpfte Sitzfläche und in der Höhe sowie in der Neigung verstellbare Rückenlehne und Armlehnen.

Der Tisch

Die Tischhöhe eines möglichst stabilen Tisches soll prinzipiell etwas höher sein als die Ellbogenspitze des herunterhängenden Oberarms. Beim Blick auf den Computer muss der Bildschirm etwa der Gesichtsebene des aufrecht Sitzenden entsprechen.

Vermeiden Sie generell den Fehler des längeren Hinschauens, das heißt den Blick mit vorgeschobenem Kopf. Es resultiert nämlich daraus eine Rück-

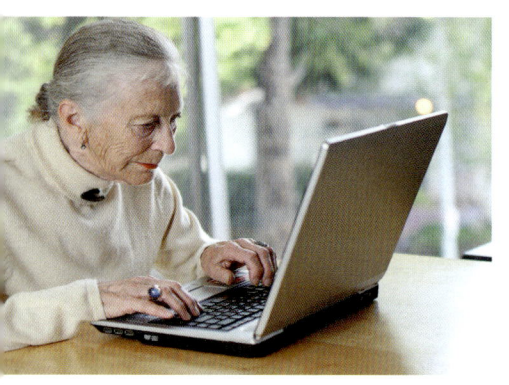

nickbewegung in den Kopfgelenken und Vorbeugehaltung im Übergang Halswirbelsäule-Brustwirbelsäule, eine häufige Ursache für Beschwerden.

Ein Aufstützen des Unterarms am Arbeitsplatz erleichtert beim längeren Arbeiten die Feinmotorik der Hände.

Die Arbeitsfläche selbst sollte etwas zum Sitzenden geneigt und entweder von oben oder schräg hinten beleuchtet werden.

Das Essen

Wir Menschen haben schon immer versucht, unsere Nahrung möglichst einfach nahe zum Mund zu bringen. Dies funktioniert beim Essen mit den Händen (Kipferl, Brötchen etc.) ganz gut. Trotzdem beugt man sich wegen der Brösel meist über den Tisch vor. Am besten stützen Sie sich dabei mit dem Unterarm auf dem Tisch ab, besonders wenn mit dem Löffel oder der Gabel gegessen wird. Wie im anglikanischen Raum kann man sich ja vorher Fleisch, Knödel, was immer, schneiden (lassen). Die elegante aufrechte Haltung beim Löffeln bewirkt, dass die Transitstrecke der Nahrung besonders lang und unsicher ist. Auch junge Menschen schaffen diesen akrobatischen Akt nicht immer und schützen sich mit der Serviette.

Das Gehen

Eine der kompliziertesten Bewegungen ist das Gehen, eine Voraussetzung, um das Leben zu bewältigen. Es ist eine der wichtigsten Bewegungs- und Trainingsformen für Senioren überhaupt. Sie sollten nach Möglichkeit häufig gehen – es sei denn, es gibt irgendwelche medizinische oder anderen Einschränkungen. Besonders wenn Schmerzen auftreten, ist – wie immer – der Arzt zu fragen. Wichtig sind beim Gehen entsprechendes Schuhwerk (siehe Kapitel 7, S. 85) und ebensolche Kleidung.

> **Was besonders wichtig ist:**
> Das Gehen wie auch das Bewegen sollte langsam durchgeführt werden, weil dadurch die Kontrollfähigkeit über die Bewegungen erleichtert wird.
> Bedächtig ist hier ein gutes Wort.

Die Schritte sollen nicht zu groß sein. Der Bewegungsraum muss gut beleuchtet sein. Der Richtungswechsel des Ganges, aber auch das Umdrehen soll langsam erfolgen, um Fehlbewegungen zu verhindern.

Man soll den Fuß leicht nach außen gedreht **auf der Ferse aufsetzen** und über den Vorfuß abrollen, und dabei auch den gleichseitigen großen Gesäßmuskel aktivieren.

Achten Sie vor allem darauf, dass Sie beim Schreiten den Fuß richtig aufsetzen und das Gewicht auf ihn verlagern. Dies sollten Sie durch Betasten des Gesäßes überprüfen.

Der **vorsichtige Blick auf den Boden** bedingt selbstverständlich eine Vorbeugehaltung des Oberkörpers und sollte immer wieder durch Hochheben des Hinterkopfes und nach Unten- und Zurückziehen der Schultern korrigiert werden.

Viele Menschen, die zur Vorbeugehaltung tendieren und aufrecht gehen wollen, falten die Hände instinktiv im Kreuz. Während des Schreitens soll bewusst ausgeatmet werden, um die Einatmung zu erleichtern.

Der Stock

Bei belastungsabhängigen Beschwerden sollten zusätzlich Behelfe angedacht werden, vor allem der Stock, der auf der Gegenseite der Erkrankung getragen eine Entlastung in der unteren Extremität bringt, aber auch ein wichtiges Mittel bei Gleichgewichtsstörungen darstellt.

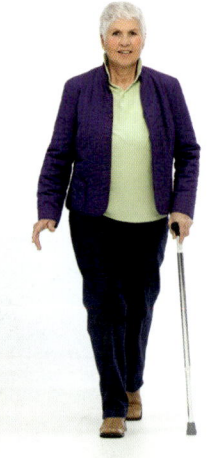

Die Stützkrücke

Bei schwereren Erkrankungen kann man, um eine Überlastung des Armes zu vermeiden, eine Stützkrücke verwenden.

Achten Sie darauf, wo Sie den Stock abstellen, wenn Sie ihn nicht brauchen. Das **Stolpern** darüber geschieht häufiger als man denkt.

Häufig sind beim Gehen Kniebeschwerden. Hier gibt es besonders viele Möglichkeiten einzugreifen (Knieschule).

Kreuzschmerzen beim Gehen können durch das Tragen eines Mahnmieders reduziert werden. Diese „Bandagen" wirken durch ihren Druck auf Nervenendigungen in der Haut und der Muskulatur, die eine wesentlich ökonomischere Muskelfunktion erbringen und dadurch die Beschwerden erleichtern.

Gehen – eine wichtige, notwendige Belastung, auch für das Herz-Kreislaufsystem – kann zur Heilgymnastik und zum Training werden.

Hinauf und Hinunter

> Beim Treppensteigen hinauf mit dem besseren Bein beginnen, beim Treppensteigen hinunter mit dem schlechteren Bein.
> Die Krücke oder der Stock bleiben immer beim schlechteren Bein.

Das Treppensteigen

Eine große Herausforderung an Kraft, Geschicklichkeit und Vorsicht ist die Bewältigung von Höhendifferenzen, vor allem durch das Treppensteigen.

Voraussetzung ist die gute Sicht durch eine ausreichende Beleuchtung, die das Einschätzen der notwendigen Bewegungsabläufe erleichtert.

Treppen hinauf

- Höhere Stufen können durch Danebenstellen des nachzuziehenden Beines (dieses soll das schwächere, das schmerzhaftere sein) bewältigt werden.
- Greifen Sie den **Handlauf** und ziehen Sie sich mit dem Arm weiter. So erhalten Sie zusätzliche Kraftunterstützung.
- Bei Problemen mit dem Treppensteigen gilt es immer, eine **Hand zum Anhalten** freizuhaben, beidseitiges Tragen ist somit zu vermeiden. Zu Hause kann man zu hohe Stufen durch Zwischenstufen erträglich machen.

Treppen hinunter

Treppen hinabsteigen bedeutet die größere Gefahr und sollte folgendermaßen durchgeführt werden:
- genaues Orten der obersten Stufe

- Stehenbleiben, schauen
- Anhalten am Handlauf
- Mit dem schwächeren (schmerzhafteren) Bein eine Stufe hinabsteigen, bei Unsicherheit und/oder Schmerz das andere Bein nachziehen
- Nach Notwendigkeit Stock und Stütze mit der anderen Hand benützen
- Bei kurzen Stufen eventuell schräg absteigen
- Bei gerundeten Treppen (im Extremfall die Wendeltreppe) die Außenseite der Treppe verwenden, weil die Stufen hier länger sind; lassen Sie sich nicht abdrängen, bleiben Sie einfach stehen
- Beidarmiges Tragen kann gefährlich werden
- Achten Sie auf den Stufenbelag (Holz, Stein, Teppich, fixierter Teppich etc.), Rutschgefahr und die Art Ihrer Fußbekleidung

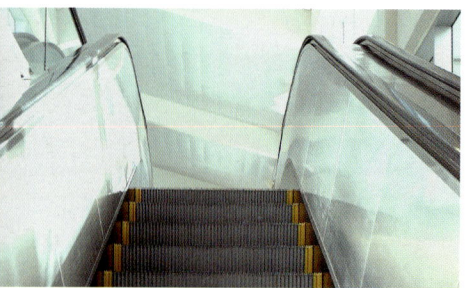

Die Rolltreppe

Hier gilt es ganz genau zu schauen und sich nicht drängen zu lassen. Gleichzeitig gilt es, sich auf das bewegte Raster zu stellen, den zweiten Fuß nachzuziehen und sich am Handlauf anzuhalten. Stehen Sie rechts und lassen Sie sich überholen.

Bergauf – Bergab

Bergauf
In Abhängigkeit von der körperlichen Kondition, vom Anstieg und von der Bodenbeschaffenheit ist dies normalerweise zu schaffen. Es kräftigt außerdem die Muskulatur, das Herz etc.

Bergab
Dies kann zum Problem werden. Bei steilerem Gelände muss der Slalomabgang empfohlen werden, außerdem sind hier verlängerte (Wander)Stöcke besonders wertvoll. Kleine Schritte machen, unter Sicht, wo man hintritt.

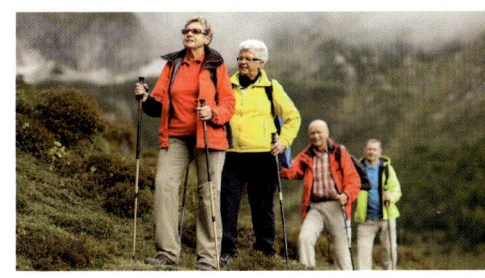

Die (gefährliche) Leiter

Sie sollte nach Möglichkeit nie allein benutzt werden.

Es gibt verschiedene Modelle, zum Beispiel die Leiter zum Anlehnen. Wichtig ist, sie nicht zu steil aufzustellen, sie könnte zurückfallen. Zu flach aufgestellt, könnte der untere Teil rutschen.

Die kleinen selbststehenden Zimmer(klapp)leitern müssen exakt aufgestellt werden. Mit jeder höheren Stufe steigt die Gefahr!

9 STURZGEFAHR

Sturzvermeidung

Unnötig zu sagen, dass die Unsicherheit und die Sturzgefahr durch rutschende oder umgeschlagene Teppiche, durch glatte Bodenbeläge (in Kombination mit Socken), durch Stockerln, Stühle und dergleichen, die auf der Gehstrecke im Weg stehen, sowie durch schlechte Ausleuchtung noch erhöht wird.

Es ist keine Schande, bei bestehender Unsicherheit auch zu Hause einen Stock zu verwenden (aber Vorsicht, nicht über ihn stolpern!) oder sich so einzurichten, dass man überall in der Wohnung die Möglichkeit hat, sich an Möbeln anzuhalten oder abzustützen.

Sturz – was tun?

Sollten Sie einmal stürzen, gilt folgendes:

Obwohl es oft unmöglich ist, die Sturzrichtung zu bestimmen, scheint doch ein Sturz auf das Gesicht oder auf den Hinterkopf gefährlicher als ein Sturz auf die Seite, bei welchem natürlich auch Knochenbruchgefahr besteht.

Es ist nicht notwendig, auch ohne wesentliche Verletzung, sofort aufzustehen. Wenn es die Umstände zulassen, sollte man sich kurz von dem sicherlich bestehenden **Schock erholen**. Meist ist es schwierig, sich ohne fremde Hilfe aufzurichten. In der Wohnung sollte man in die Nähe eines Stuhls oder Tisches rutschen, um beim Aufrichten daran Halt zu finden. Wichtig ist dabei, von der Rückenlage in die Seitenlage zu kommen und mit Abstützen der Arme zu einem Sitzen auf einer Gesäßhälfte. Von da sollten Sie die Vierfüßlerposition erreichen, um mit Händen und Knien Bodenkontakt zu bekommen. Versuchen Sie nun, ein Bein aufzustellen, um sich mit beiden Händen an diesem Knie festhaltend, erheben zu können. Die Sturzgefahr ist eine der dringendsten Gründe, sich eine entsprechende **Alarmuhr** anzuschaffen, um im Notfall Hilfe zu bekommen.

10 DAS WICHTIGE RICHTIGE GLEICHGEWICHT

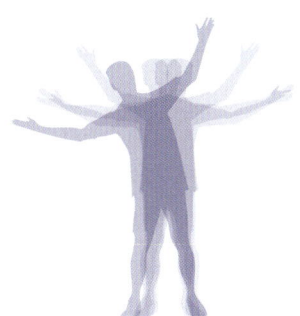

Geschicklichkeits- und Gleichgewichtsübungen

Mit zunehmendem Alter lassen Geschicklichkeit und Koordinationsfähigkeit nach und die Möglichkeit, sich durch Stürze und Fehlbewegungen zu verreißen oder zu verletzen, nimmt zu.

Ein Drittel der über Fünfundsechzigjährigen, die zu Hause leben, erleidet mindestens einen Sturz pro Jahr. Aus Unsicherheit und Angst reduzieren sie ihre Aktivitäten, wodurch das Sturzrisiko noch erhöht wird. Die Gefahr entsteht nicht so sehr beim Fensterputzen auf lebensgefährlichen, selbstgebauten Türmen aus Tischen und Stühlen, sondern vielmehr bei banalen Tätigkeiten

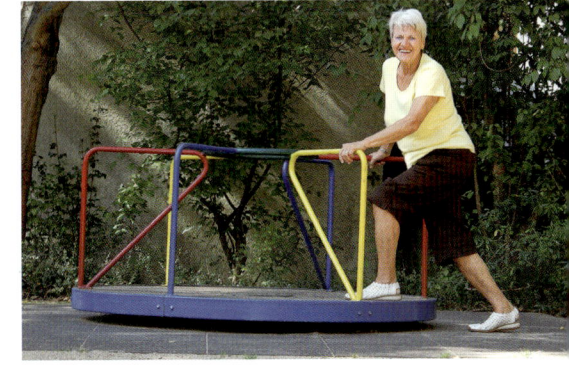

– wie beim Gehen, Stehen, Herumdrehen, Aufstehen oder Hinsetzen. Das Risiko, sich zu verletzen, wird natürlich durch gewisse Medikamente erhöht und das Nachlassen der Geschicklichkeit durch die angstbedingte Immobilität verstärkt. Diesen zunehmenden Störungen kann man – außer durch

regelmäßiges Turnen – durch sogenannte Gleichgewichtsübungen entgegenwirken.

Man unterscheidet zwischen Gleichgewichtsübungen für die Beine (Stützmotorik) und Geschicklichkeitsübungen für die Hände (Greifmotorik).

Voraussetzung für die richtigen muskulären Reaktionen sind natürlich die Informationen über das Gleichgewichtsorgan, aber auch durch Nervenfühler der Haut, der Muskulatur und der Gelenke. Zum Training der nervlichen Fühler sollten die Übungen am besten barfuß durchgeführt werden, denn aus dem Fuß kommen eine Fülle von Informationen und Nachrichten.

Übungen für die Beine

Üben Sie
- das Anheben des inneren Fußrandes

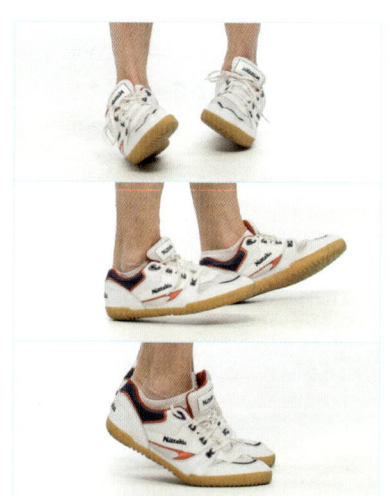

- das Heben des Vorfußes

- das Abheben der Ferse

- Eine wichtige Anforderung üben Sie so:

Stellen Sie die Füße nebeneinander auf die Unterlage und heben Sie zunächst beide Vorfüße, dann beidseits den Rückfuß. Üben Sie anschließend gekreuzt: heben Sie den linken Vorfuß und den rechten Rückfuß, dann umgekehrt.

Nach diesen vorbereitenden Bewegungen erfolgt eine der höchsten Leistungen des Zusammenspiels zwischen Gehirn, Nerven, Muskeln, Gelenken und Bändern, nämlich
- das Gehen an Ort und Stelle mit stabiler Wirbelsäule
- das Stehen, z. B. Einbeinstand oder beweglicher Untergrund.

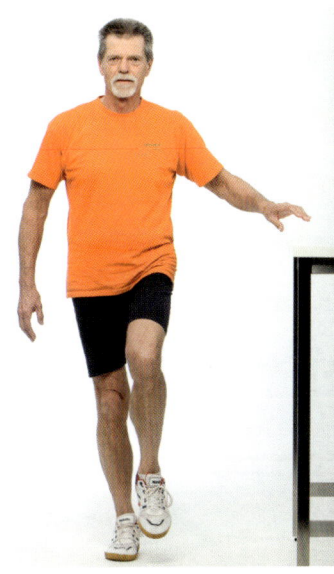

Besonders beim einbeinigen Stehen ist es notwendig, eine Stütze in der Nähe zu haben, die bei Unsicherheit benützt wird. Heben Sie ein Bein an und behalten Sie den Einbeinstand nach Möglichkeit mehrere Sekunden – eventuell ohne Anhalten – bei.

Werden Sie danach etwas kühner und versuchen Sie – vorerst einmal mit Anhalten und unter Vermeidung von Schmerzen – das Standbein im Knie etwas zu beugen und dann wieder zu strecken.

Gleichzeitig gezielte Bewegungen der oberen Extremitäten sind weitere Stufen in der Übungsskala.

Diese Auswahl an Übungen lässt immer dann einen Effekt erwarten, wenn sie entsprechend lang und häufig genug durchgeführt werden.

Richtiges Tragen

Das Schwinden der für die Nahversorgung so wichtigen kleinen Greißler stellt vor allem ältere Menschen ohne Auto vor das Problem, größere Mengen, zum Beispiel an Lebensmitteln, über größere Strecken eigenhändig nach Hause zu bringen.

Zweifellos bedeutet das Tragen für den Senior eine Belastung des Bewegungsapparates, die bei zu schweren Lasten, aber besonders durch das unökonomische Tragen primär einmal zu Schmerzen führen kann, später aber tatsächlich zu Schädigungen des Bewegungsapparates. Es entsteht nun die

Frage, wie man dem begegnen soll. Der erste Lösungsvorschlag besteht darin, dass Senioren nach Möglichkeit größere Mengen nicht selber tragen, sondern sich nach Hause bringen lassen sollten. Sollte das aber nicht möglich sein, so muss empfohlen werden, dass die zu tragende Last nicht mehr als 10 Prozent des eigenen Körpergewichtes beträgt. Wichtig dabei ist, dass die Lasten beidarmig verteilt und bei aufrechter Haltung stets nahe am Körper getragen werden, da jegliches Abstandhalten der Gegenstände vom Körper eine vermehrte Belastung des Bewegungsapparates bedeutet.

Tragehilfen
Eine Modeerscheinung der letzten Jahre ist der Rucksack, den sehr viele Jugendliche statt der Handtasche verwenden. Für geringere Lasten ist der schicke Rucksack sicherlich auch für den Senior eine praktische Tragehilfe. Allerdings muss darauf hingewiesen werden, dass bei Schultergelenksbeschwerden das Hineinschlüpfen in die Trageriemen erschwert ist und, dass

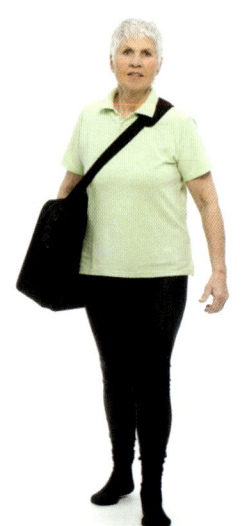

bei zu schweren Lasten Kompressionserscheinungen im Schulterbereich auftreten. Da der Rucksack beide Hände freilässt, erweist er sich besonders bei Senioren mit Gehhilfen oder bei der Notwendigkeit, sich wo anzuhalten, als großer Vorteil.

Für schwere Lasten bietet sich das sogenannte „Wagerl" an, das bei gewissen Ausführungen sogar drei Räder auf jeder Seite hat, wodurch es auch über Treppen hinauf und hinunter bewegt werden kann. Diese „Einkaufswagerln" sind aus sehr leichtem Material gefertigt und für den Senior eine echte Alternative.

Die sogenannte Einkaufstasche, ob sie jetzt in der Hand oder über die Schulter gehängt wird, ist weiterhin von Aktualität.

Es sei aber daran erinnert, dass in den meisten Geschäften Papiersäcke oder recycelbare Plastiktragetaschen angeboten werden, die selbst fast kein Gewicht haben. In diesem Fall soll man aber darauf achten, dass die Taschen die Finger nicht „einschneiden", was durch das Tragen von Handschuhen verhindert oder zumindest gemildert werden kann.

11 WEITERE SITUATIONEN IM ALLTAG

banal, doch sehr wichtig

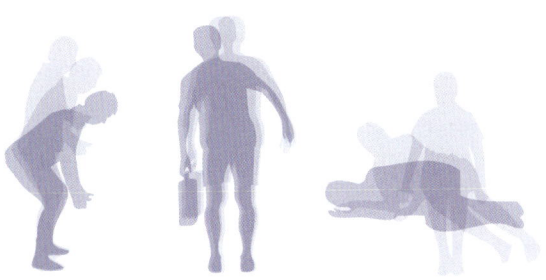

Heben

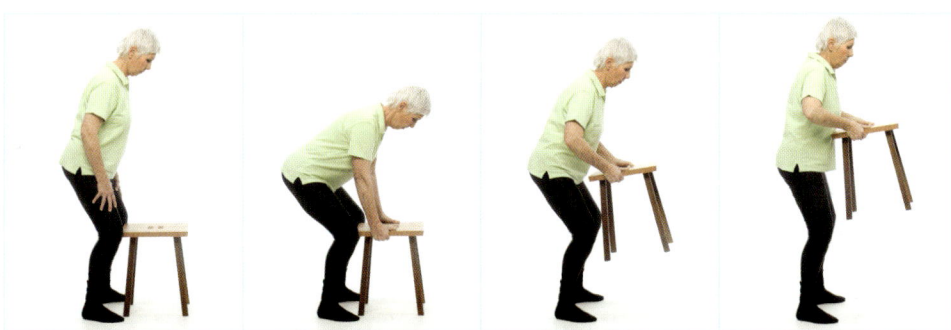

Im Alltag heben wir ständig: Wir machen Einkäufe, packen sie ein und aus, ordnen sie ein …

Eine Last sollte folgendermaßen aufgehoben werden:
- körpernah: knapp vor dem Körper
- ohne Vorbeugehaltung und Rotation der Wirbelsäule
- aus gebeugten Knie- und Hüftgelenken
- mit leichtem Hohlkreuz

- mit angespannten Bauchmuskeln
- sowie über die Aktivierung der Bein- und Gesäßmuskulatur
- Schwere Gegenstände sollten von vornherein erhöht gelagert werden – je höher, desto besser.

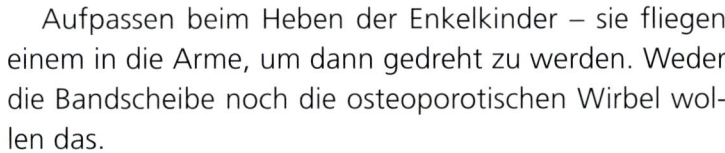

Aufpassen beim Heben der Enkelkinder – sie fliegen einem in die Arme, um dann gedreht zu werden. Weder die Bandscheibe noch die osteoporotischen Wirbel wollen das.

Verwenden Sie Hilfsmittel, wie hier z. B. eine Greifzange.

Tragen

Seitliches Tragen
In Normalhaltung sollte das Gewicht möglichst beidarmig gleichmäßig auf rechts und links verteilt werden (oder wie wär's mit einem Einkaufswagerl?)

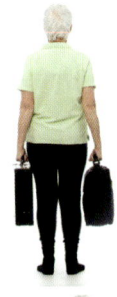

Tragen vorne am Körper
Am besten ist beidarmiges Umfassen der Last und Fixierung in Bauchhöhe (eventuell mit Unterstützung durch einen Nackengurt) bei gleichzeitig leicht zurückgebeugtem Oberkörper angebracht.

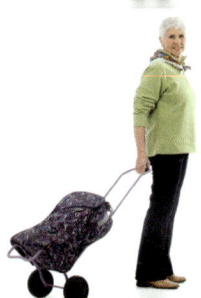

Tragen hinten am Körper
Die Last sollte gleichmäßig auf beide Schultern verteilt werden. Der Oberkörper sollte nur leicht vorgebeugt werden. Rucksäcke sind eine gute Möglichkeit, selten und nur beim längeren Tragen bedarf es eines abgepolsterten Tragegestells und eines Beckengurts.

> Nicht lange eine gleichförmige Arbeit machen, sondern Arbeitsziel und Arbeitshaltung wechseln, einige leicht durchzuführende aktivierende oder entspannende Übungen dazwischen schalten.

Hausschuhe

Dies ist abhängig vom Aktionsradius: große Wohnung – kleine Wohnung – viel Bewegung – weniger Bewegung. Am einfachsten sind die sogenannten „Schlapfen", fersenfrei und ohne Absatz (Sie könnten umkippen!). Ein Sohlenprofil ist je nach Bodenbeschaffenheit sinnvoll. Die Hausschuhe von Besitzern größerer Wohnungen sollten auch über die Ferse gehen.

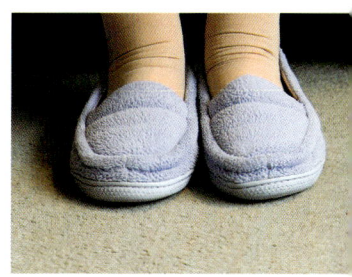

Bett

Wichtig ist die Betthöhe, die nicht zu niedrig sein darf, um bei Bedürfnissen in der Nacht das Aufstehen und Niederlegen nicht zu sehr zu behindern. Besteht jedoch die Gefahr des Herausfallens, ist das Anbringen eines Seitengitters zu überlegen.

Sowohl in Rückenlage als auch in Seitenlage sollen Lattenrost und Matratze durch Nachgeben in Becken- und Schulterbereich eine achsengerechte Einstellung der Wirbelsäule ermöglichen. Geeignete Matratzen sollten Naturstoffe wie Kautschuk (Latex) als Füllmaterial und einen Bezug aus Baumwolle haben. Beim Kaufen probeliegen! Das Bett ist dann von besonderer Bedeutung, wenn nachts oder am Morgen Beschwerden auftreten. Beschwerdefreie Menschen brauchen (einstweilen) keine Spezialanfertigungen.

Hinlegen – Aufstehen

Schwierig ist es für Menschen mit Wirbelsäulenbeschwerden, sich niederzulegen, beziehungsweise sich aufzurichten. Am besten legen Sie sich hin, indem Sie sich mit dem Rücken zum Bett mit dem hinteren Teil der Beine an das Bett anlehnen und sich hinsetzen. Das Gesäß ist dadurch schon weit vom Bettrand entfernt (Oberschenkellänge). Nun stützen Sie sich Richtung Polster seitlich ab und legen sich bei rechtwinkelig gebeugter Hüfte und Knien seitlich hin. Die Arme dienen einmal mehr zur Abstützung. Das weitere In-das-Bett-Hineinrutschen und die Einnahme der Liegeposition sollte dann kein Problem werden.

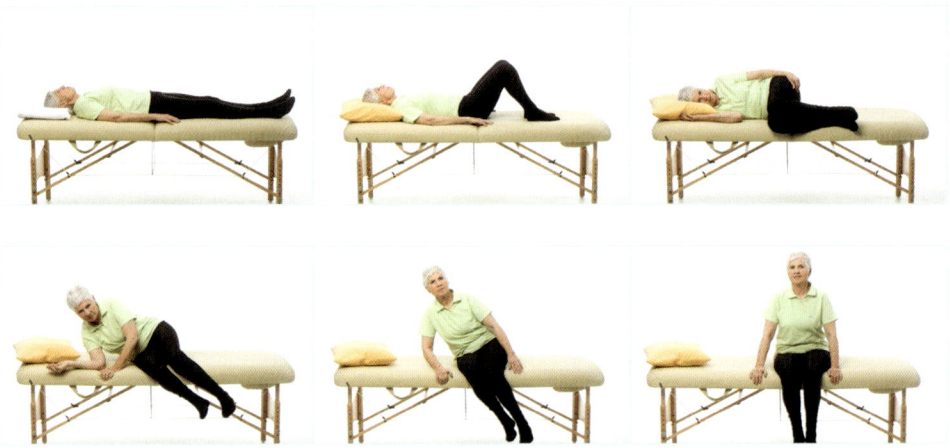

Ähnlich sollte das Aufstehen aus dem Bett geschehen: Rutschen Sie in Seitenlage zum Bettrand, beugen Sie die Hüfte und Knie rechtwinkelig, sodass Knie und Unterschenkel aus dem Bett ragen. In dieser Stellung drücken Sie sich mit den Armen wieder von der Seitenlage zum Sitzen hoch und können dann aufstehen. Behinderte Personen sollen sich helfen lassen.

Polster

In den meisten Fällen genügt ein mittelgroßes, eher weiches, gut formbares Normalkissen. Der Kopf soll in Seitenlage (SL) weder zur Unterlage geneigt sein, noch vom Polster in die Höhe gedrängt werden. Bei Senioren mit verstärkter Auswölbung der Brustwirbelsäule (Rundrücken) muss in Rückenlage (RL) der Kopf höher gelagert werden, um eine schädliche Rückneigung der Halswirbelsäule zu vermeiden. Senioren mit internen Problemen schlafen auch gerne mit erhöhtem Oberkörper, weil dadurch die Eingeweide absinken und damit ein besseres Atmen ermöglicht wird.

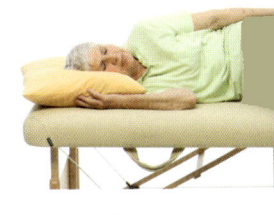

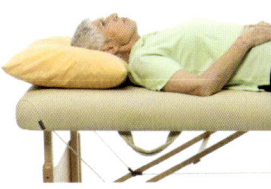

12 DAS BAD UND DIE TOILETTE

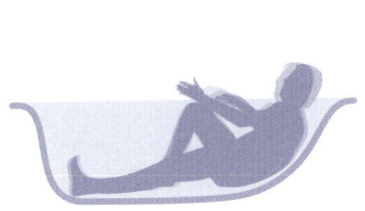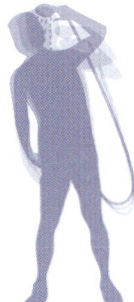

Händewaschen

Das Händewaschen ist bei vielen Waschbecken und Apparaturen kein Problem. Etwas wichtiger ist allerdings die Höhe des Waschtisches beim Gesichtwaschen. Er darf nicht so niedrig sein, dass man sich sehr tief vorbeugen muss.

Zähneputzen, Mundhygiene

Zahnpaste und Flüssigkeit werden wieder ausgespuckt, der Mund ist über dem Becken. Eine länger dauernde Vorbeugehaltung soll durch Abstützen einer Hand am Waschbecken etwas erleichtert werden.

Die Badewanne

Ein nützlicher, aber auch gefährlicher Ort für Alt und Jung.

Das Hineinsetzen und Erheben aus der Wanne erfordert Kraft und Geschicklichkeit. Doch auch hier gibt es Einsteigehilfen, Badesitze in der Wanne, rutschfeste Matten (innerhalb und außerhalb der Wanne) und vor allem seitliche Handgriffe zum Anhalten.

Badezusätze und Seifen

Diese können das Ausrutschen in der Dusche oder der Wanne im gekachelten Badezimmer verursachen und müssen beachtet werden.

Die Dusche

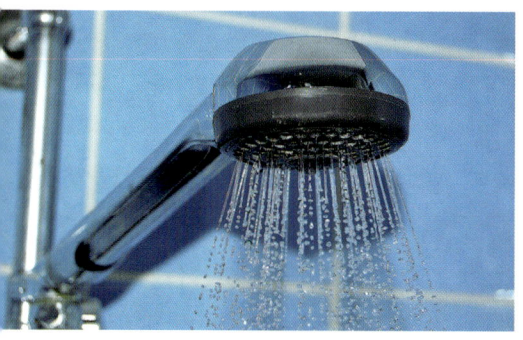

Manche bevorzugen die Badewanne, viele aber die ökonomischere und leichter zu benützende Dusche. Auch hier gilt es, mit langsamen Bewegungen die Duschtasse zu betreten und mit entsprechenden Matten dafür zu sorgen, dass der eingeseifte Fuß nicht ausrutscht. Bei Bewegungseinschränkungen, die das Waschen und Abtrocknen des Rückens erschweren, gibt es entsprechende Tücher, der Bademantel ist eine bewährte Trocknungshilfe. Für die Körperpflege ist ein Badestockerl* wichtig!

Die Toilette

Auch in der Toilette ist die Sitzhöhe wichtig. Niedere Toilettensitze bewirken eine vermehrte Hüft- und Kniebeugung und eine Vorneigehaltung un-

---

* Stockerl = österreichische Bezeichnung für Hocker

ter vermehrter Spreizung der manchmal schmerzhaft bewegungseingeschränkten Hüften. Das Problem ist aber das Niedersetzen und Aufrichten. Im Handel sind entsprechende Einrichtungen erhältlich, die die Sitzhöhe vergrößern. Wichtig sind vor allem seitliche Handgriffe, die Niedersetzen und Aufrichten erleichtern.

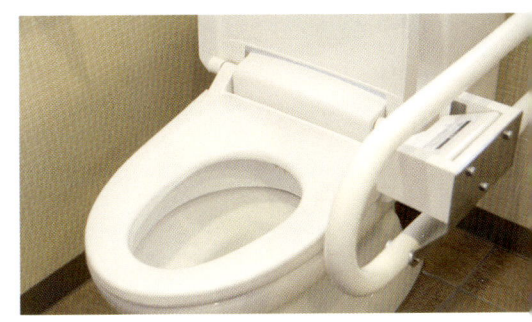

13 DIE KLEIDUNG

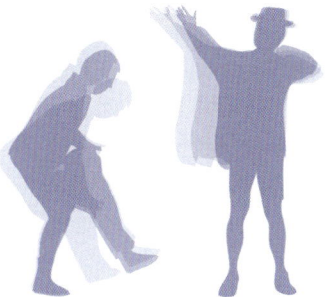

Bei Bewegungsbehinderungen sind selbstverständlich enge Kleidungsstücke beim An- und Ausziehen störend. Besonders die Unterhosen, aber auch die langen Hosen, sind angenehm zu tragen und vor allem anzuziehen, wenn sie weit genug sind. Hosen sollte man nicht im Stehen (der kurze Einbeinstand ist gefährlich), sondern im Sitzen anziehen. Kleine Knöpfe können zum Geduldspiel werden. Bei Beweglichkeitsbehinderung der Hüfte, des Kreuzes und des Knies ist das Anziehen von Strümpfen und Hosen ein kleiner Kampf. Doch auch hier gibt es von der Ergotherapie entsprechende Greifzangen, Strumpfanzieher etc. Sie sind übrigens auch beim Aufheben von hinuntergefallenen Gegenständen wichtig. Natürlich steigert schöne und elegante Kleidung unser Selbstwertgefühl, doch sollte man auch daran denken, was man dabei für die Gesundheit tun kann.

Zugempfindlichkeit

Vor allem auf schwitzender Haut, aber auch ganz allgemein ist der sogenannte kühle Luftzug durch Klimaanlage oder offene Fenster nach dem Schwimmen oder Baden eine große Gefahr. Durch die verstärkte Verduns-

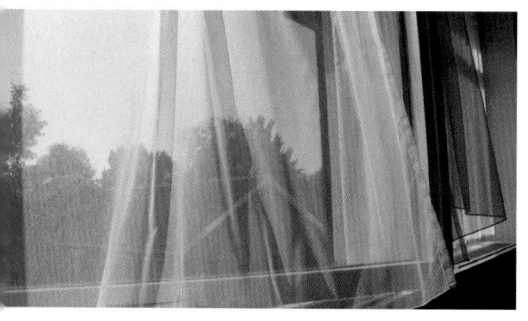

tung kommt es zu einer Abkühlung des entsprechenden Hautareals, was bei latenten Problemen Schmerzreaktionen auslösen (nicht verursachen) kann, die auch mit muskulären Verspannungen einhergehen. Erinnert sei hier an die akuten Nacken- und Kreuzbeschwerden. Es gilt also das **Kreuz warm zu halten** und die Damen seien dringend auf eines der gesündesten und wichtigsten Kleidungsstücke hingewiesen, nämlich auf **den Schal, den Umhang, das Tuch**.

14 DER BODEN

Die Art des Fußbodens ist vor allem in Turnhallen oder Gymnastikräumen von Bedeutung. Im Haushalt ist sie eher eine Frage des Geschmacks oder der Innenarchitektur. Barfußgeher werden hier wahrscheinlich die Fußbodenheizung oder den Spannteppich bevorzugen.

Für den Senioren kann die Bodenbeschaffenheit schicksalhaft werden, besonders wenn es sich um glatt polierte Böden handelt, die mit kleinen Teppichen belegt sind, was die Sturzgefahr durch Ausgleiten erhöht. Spezielle Gummigitter, die man unter die Teppiche legt, können das Rutschen verhindern.

15 DER HAUSHALT

Einrichtung

Primär sind Einrichtungsgegenstände wichtig, die keine Verletzungsquelle darstellen. Sie müssen den jeweiligen Bedürfnissen und ihrem Verwendungszweck angepasst sein. Man kann etwa zwischen der Arbeits-, Koch- und Lernstelle, der Schlafstelle und der Hobby- und Spielstelle unterscheiden.

In erster Linie gilt es, lange statische Belastungen des Achsenorgans, das heißt längere oder stärkere Belastungen der Wirbelsäule außerhalb der Mittelstellung, wegen ihrer zuerst schmerzverursachenden und später schädigenden Wirkung zu vermeiden.

Haushaltsbelastungen

- Der Welt größter Arbeitsplatz
- Fehlende Ergonomie

Der Welt größter Arbeitsplatz wird fast ausschließlich von Hausfrauen eingenommen – vielfach als zweiter Arbeitsplatz nach einem aufgabenreichen Tag. Die geschlechtsspezifisch höhere Neigung der Frau zum Haltungsverfall, verbunden mit den Einflüssen aus Schwangerschaften, Stillzeiten und Klimakterium (Wechseljahre), machen außerdem die weibliche Wirbelsäule weniger robust. Zu dieser Grundvoraussetzung kommen mit den einzelnen Arbeiten verbundene Zusatzbelastungen. Im Folgenden werden spezielle Störmöglichkeiten und Ausweichmöglichkeiten aufgezeigt.

Die Küche

Sie verstößt nicht selten gegen ergonomische Gesichtspunkte. Für die überwiegend stehend zu verrichtende Küchenarbeit liegt die Höhe der Arbeitsflächen oft zu tief. Einbauküchen reichen bis zum Boden und bieten keinen

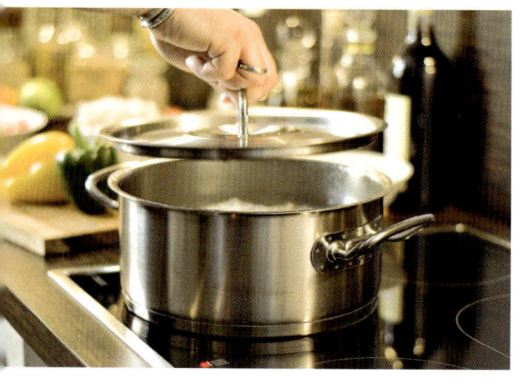

Platz für die Füße. So erzwingen sie einen größeren Abstand zur Arbeitsfläche und eine Vorbeugehaltung des Oberkörpers – eine nicht notwendige zusätzliche Haltearbeit für die Rückenmuskulatur.

Häufig benutzte Küchengeräte und Kochvorrichtungen (z. B. Backofen) sollten sich in normaler Arbeitshöhe befinden, um Vorbeugebelastungen gleichfalls auszuschließen. Die seltener gebrauchten Geräte kann man weiter unten (Vorsicht: Beugen) oder weiter oben (Vorsicht: Überstrecken) aufbewahren. Da man häufig in das Backrohr hineinschauen muss, ist es günstiger, das Backrohr in Brusthöhe zu platzieren.

Reinigungsarbeiten

Bei allen im Wohnbereich anfallenden Reinigungsarbeiten wie Staubsaugen oder Fegen sollte darauf geachtet werden, dass die Griffe der Geräte ausreichend lang sind, um ohne Vorbeugehaltung in Schrittstellung arbeiten zu können. Führen Sie unerlässliche Arbeiten am Boden, die nicht anders ausführbar sind, nicht weiter in Vorbeugehaltung durch, sondern kniend, eventuell mit einer Kissenunterlage. (Wie wäre es mit einem Sessel in der Nähe, um vom Knien wieder leichter in die Höhe zu kommen?)

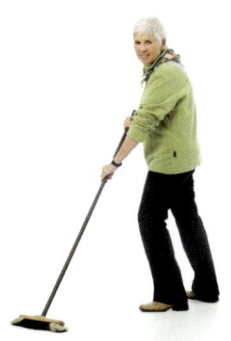

Bettenmachen

Hier kann die Belastung des weiten Vorbeugens beim „Leintuchspannen" durch ein Abstützen mit einer Hand und mit dem Knie verringert werden.

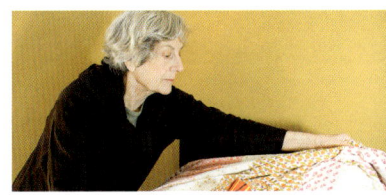

Bügelarbeiten

Die Wirbelsäulenbelastung wird verringert, indem das Bügeln abwechselnd stehend oder sitzend (Drehschemel) ausgeführt wird.

Bei allen diesen Arbeiten kommt es darauf an, die Schwerkraftbelastung möglichst nahe im Bereich der normalen Lotlinie des Körpers wirken zu lassen.

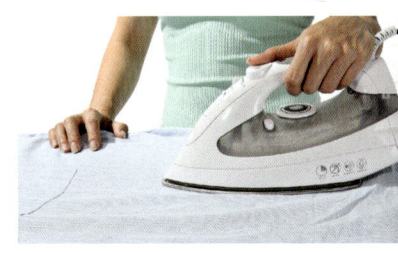

Für alle diese Arbeiten gilt:
Nichts zu lange machen! Häufig wechseln!
Wechseln Sie zwischen Sitzen, Gehen und Stehen.

Gartenarbeiten

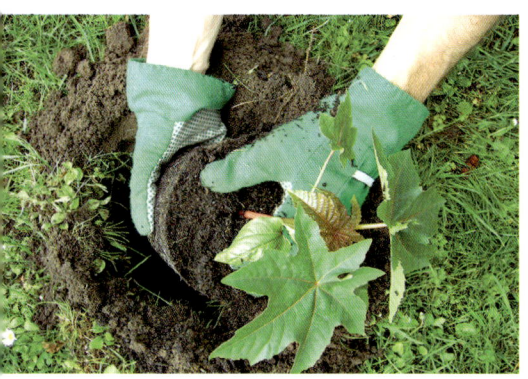

Beim geliebten Garten werden ärztliche Verbote selten beachtet – also gilt es Strategien zu entwickeln, die bei der Pflege und Bewunderung der Natur berücksichtigt werden sollten. Dazu gehört auch, sich von anderen helfen zu lassen. Faustregel ist, nicht zu lange vorgebeugt zu bleiben (besser sitzen, knien). Schon gar nicht lange zurückgebeugt arbeiten, wie es bei Tätigkeiten über der Schulterhöhe erzwungen wird (Rückneigehaltung der Halswirbelsäule, Schmerzen, Schwindel, Schulterschmerzen!).

Im Handel erhältliche Gartengeräte (wie Rechen, Schaufel, Harke usw.) haben meistens viel zu kurze Stiele.

Handarbeiten

Nähen ist oft unvermeidlich. Beim Stricken und besonders beim Sticken wird für die manuellen feinmotorischen Bewegungen die Schulter fixiert, das heißt angespannt, und der Kopf vorgebeugt. Beim Auftreten von Beschwerden sollte daher auf das Handarbeiten möglichst verzichtet werden.

16 DER SPORT

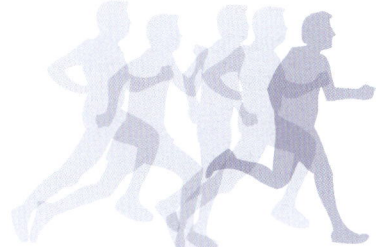

Prinzipiell bietet der Sport die Möglichkeit, die durch die Zivilisation verloren gegangene, für den Körper notwendige dynamische Belastung zu ersetzen und durch die gelungenen Bewegungsabläufe Lust zu erzeugen (Sport kommt von *disportare* – sich zerstreuen). Denn eines der großen Probleme für den Bewegungsapparat – und damit auch maßgebliche Beschwerdeursache – ist zweifellos die Bewegungsarmut. Diese wirkt sich gleichermaßen störend auf die Gelenke, die damit verbundenen Muskeln und deren nervliche Versorgung aus. Das Gelenk ist eine funktionelle Einheit und bedarf als solche zum beschwerdefreien Gebrauch einer regelmäßigen Belastung bzw. Bewegung. Sie stellt für den Gelenkknorpel, die Knochenstruktur, aber auch für die Muskulatur und ihre Innervierung einen notwendigen Reiz dar.

Die üblichen Angaben der PatientInnen auf die Frage nach der Sportausübung beziehen sich mehrheitlich auf das Schwimmen und Schifahren. Die Häufigkeit (oder vielmehr Seltenheit) ihrer Durchführung stellt allerdings den Begriff „Sport betreiben" in Frage. Diese Gruppe von PatientInnen kommt aber auch selten zur Sportberatung. Die Ausübung spezifischer Sportarten erfolgt nach den verschiedensten Motivationen, wobei der Wettstreit mit anderen oder mit sich selbst (Leistungssteigerung) sicherlich eine wichtige Rolle spielt.

Je nach Sportart sind Kombinationen von Ausdauer, Kraft, Geschicklichkeit, Schnelligkeit und Beweglichkeit notwendig. Diese müssen beim Training neben der regelmäßigen Übung jeweils sportspezifischer Bewegungsabläufe (Sprung, Wurf, Schlag, etc.) berücksichtigt werden.

Im Speziellen können folgende gesundheitsfördernde oder gesundheitserhaltende Vorgänge und ihre Zielrichtungen erwähnt werden:

Aufgaben des Sports

- Ausdauer: Herz-Kreislauf
- Kraft: Gelenk- und Haltungssicherung
- Geschicklichkeit: Koordination
- Schnelligkeit: Reaktion
- Beweglichkeit: Alltagsmobilität
- Stimulation der Gelenkrezeptoren (Nervenfühler)
- Dynamische Dehnreize auf Muskeln und Gewebe
- Anstieg des Endorphinspiegels (Glückshormon)
- Anheben der Blutzirkulation
- Abtransport von Stoffwechsel-Endprodukten und Schmerzstoffen
- Angepasste mechanische Beanspruchung

Sport im Alter

Von geradezu lebenserhaltender Wichtigkeit ist das regelmäßige Training des Herz-Kreislauf-Systems durch Belastungen, die den Herzpuls in den individuell feststellbaren sogenannten Trainingsbereich bringen.

Konservativ-orthopädische Fragen können erst durch die klinische Untersuchung eines Patienten beantwortet werden. So sollten starke, athletische, pyknische Menschen die Wirbelsäule mobilisieren, d. h. beweglich erhalten, während zarte asthenische Menschen (vor allem Frauen), die zur

Überbeweglichkeit tendieren, stabilisierende Sportarten betreiben sollten. Am gesündesten sind Sportarten, die technisch bereits voll beherrscht werden. Für den Erwachsenen oder Senior sind dies Sportarten, die er sehr früh erlernt hat und deren Bewegungsabläufe im Zentralnervensystem deutlich programmiert sind.

- Sport darf nicht schmerzen.
- Sport soll erst nach dem Aufwärmen betrieben werden.
- Es sollen keine ruckartigen Bewegungsabläufe mit großen Bewegungsexkursionen erfolgen.
- Sport kommt, wie erwähnt, von *disportare* (sich zerstreuen): also keine Kampfeslust und keinen besonderen Ärger.
- Keine Sportarten mit Körperkontakt.
- Was nun die Wirbelsäule anlangt – wie wäre es mit Tanz?

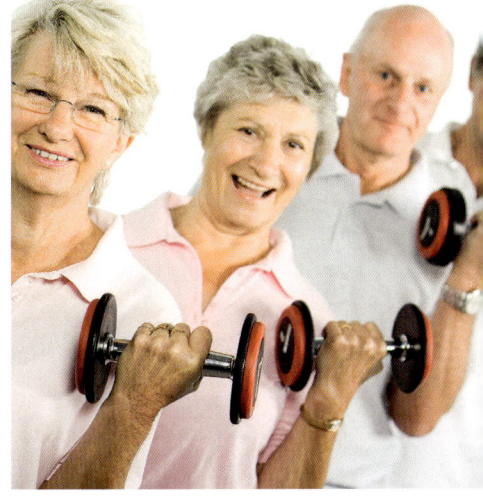

Der **Lauf** ist eine der natürlichsten Bewegungsformen des Menschen, ebenso wie das Gehen. Bei beiden sind Schuhe, Kleidung und Bodenbeschaffenheit von großer Bedeutung. Für Wirbelsäule und Bandscheiben nicht zuträglich ist das Bergabgehen oder -laufen, und schon gar nicht mit einem Rucksack ohne Beckengurt. Der Stoß des bremsenden Beines kann vor allem bei Ermüdung „ins Kreuz" gehen.

Sport trotz Arthrose

Sport gilt für viele Menschen als wichtiger Faktor ihrer Lebensqualität.
Der Sport erfüllt darüber hinaus wichtige Aufgaben in der Prävention und der Rehabilitation zahlreicher Erkrankungen, andererseits müssen sportbedingte Verletzungen und Schädigungen beachtet und vermieden werden.

Bei bereits bestehenden Schädigungen nach Fehlern in der Art und Intensität des Sportbetreibens suchen!

Häufig kommt es bei einer vermehrten Belastung, wie sportliche Betätigung eine ist, zu Beschwerden und der dabei auftretende Schmerz muss als Warnsignal berücksichtigt werden, besonders wenn bereits Vorschäden wie arthrotische Gelenksveränderungen bestehen.

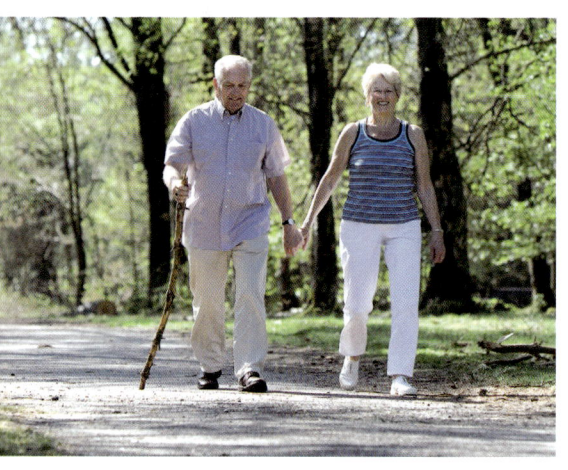

Die ärztliche Stellungnahme zur sportlichen Belastbarkeit von „abgenützten Gelenken" wird oft von älteren sportwilligen Menschen gewünscht, und dafür benötigt die eher plakative Bezeichnung „Arthrose" ebenso wie der Begriff „Sport" eine eingehendere Differenzierung.

Was ist die Arthrose?

Der Gelenkknorpel, der durch entsprechende Schmiermittel das federnde Gleiten zweier Gelenkpartner ermöglicht, besteht aus Knorpelzellen, die in der Matrix, einer Füllmasse, eingelagert sind. Letztere unterliegt einem kontinuierlichen Auf- und Abbauprozess, wobei eine gewisse Belastung zu einem Knorpelaufbau führt, Überbelastung oder keine Belastung hingegen bedeutet Knorpelabbau. Da sich Knorpelzellen kaum erneuern können, schreitet der Abbauprozess bei falscher oder keiner Belastung immer weiter fort, das darunterliegende Knochengewebe wird angegriffen und die Gelenkflüssigkeit verliert ihre schmierende und der Knorpel seine stoßdämpfenden Eigenschaften.

Besonders wichtig für die Befunderhebung ist die klinische Untersuchung. Dazu gehören die typischen anamnestischen Angaben über den Schmerz, sein Auftreten und seine Lokalisation, die Art der Funktionsstörung und die spezielle Gelenkanamnese – Unfälle, Entzündungen, Operationen, etc. Denn die häufig im Röntgen festgestellten Befunde, wie die Gelenkspaltverschmälerung, die „subchondrale Sklerosierung", aber auch „osteophytäre Reaktionen", das sind Antworten des Bindegewebes und des Knorpels auf die Erkrankung – geben nicht immer Information über die bestehende Schmerzsymptomatik, die Beweglichkeitsstörung und die Belastbarkeit. Auch die röntgenologisch festgestellten degenerativen Veränderungen der Wirbelsäule werden erst dann relevant, wenn die entsprechenden Beschwerden auftreten. Dies kann oft erst spät der Fall sein, in seltenen Fällen auch gar nicht.

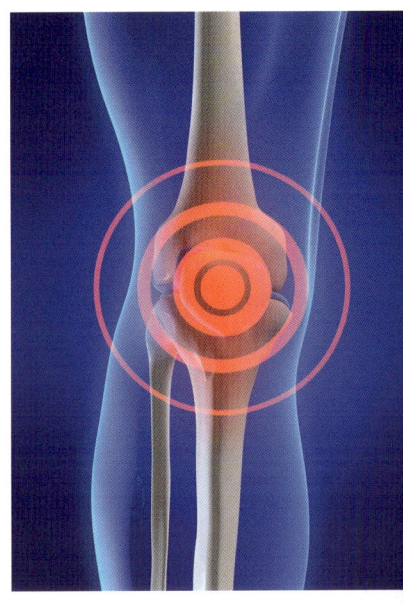

Volkskrankheit Arthrose
Welche Gelenkschmerzen sind am häufigsten*:
(Mehrfachnennungen möglich)

1. Wirbelsäule 60%
2. Knie 25%
3. Hand 20–30%
4. Hüfte 7,5%
5. Fuß/Zehen 4%
6. Schulter/Ellbogen 1–2%

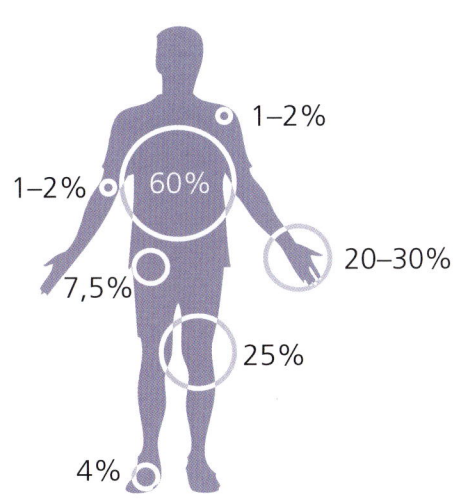

*Entnommen aus: Singer, F.: Therapiekonzept der Arthrose, Schmerznachrichten 01/26

Bei der ärztlichen Beratung sollte klar gemacht und berücksichtigt werden, dass Sport bei Arthrose durchaus auch therapeutische Ziele verfolgen kann, wie:
- bei arthrotischen Beschwerden schmerzlindernd zu wirken
- die Beweglichkeit des Gelenks zu erhalten und zu verbessern
- die Muskelfunktion zu fördern

Störungen des Stütz- und Bewegungsapparates beeinträchtigen durch die Schmerzsymptomatik, aber auch durch den zunehmenden Mobilitätsverlust die Lebensqualität der Betroffenen in außergewöhnlichem Maße. Es ist eine Aufgabe für die Erfahrung des Arztes/der Ärztin und sein/ihr Wissen, wie die individuelle Problematik zu beurteilen ist, das heißt wie groß einerseits die Belastbarkeit vorliegender arthrotischer Veränderungen ist, andererseits mit welchen Belastungen durch den Sport zu rechnen ist. Dazu genügt nicht nur die Einschätzung über den Zustand des erkrankten Gelenks, sondern auch das Wissen um die betreffende Sportart.

Unter den genannten Aspekten gilt die Überlegung, ob man Sport verbieten sollte oder ob man Sport doch ermöglichen sollte.

Was das arthrotische Gelenk nicht mag

Die möglichen beschwerdeauslösenden oder verursachenden Faktoren, die unbedingt berücksichtigt werden müssen, sollten dem/r Patienten/in eindringlich aufgelistet werden.
- große Belastungen
- zu viele kleine Belastungen
- Belastungen außerhalb der Mittelstellung der Gelenke
- zu große Bewegungsexkursionen
- abgeschwächte Muskeln
- verkürzte Muskeln
- gestörte Muskelkoordination
- Kältereize

Auflagen für ArthrosepatientInnen

- Aufwärmen durch leichtes Einlaufen (schwitzen, aber nicht keuchen)
- Ausmaß der Belastung vorprogrammieren (nicht im „Rausch der Sinne" übertreiben)
- Keine Belastung aus einer Extremstellung der Gelenke, zum Beispiel:
- Rudern (Zug aus Anteflexion der Lendenwirbelsäule)
- Volleyball (Schlag aus einer Hyperlordose der Lendenwirbelsäule)
- tiefe Kniebeuge
- Wurf (Ball, Speer)
- Schifahren (Wedeln, Abstemmen, Belastung des Hüftgelenks)
- Brustschwimmen (Butterfly, Delphinstil – Hyperlordose der Lenden- und Halswirbelsäule – Hohlkreuz durch Nackenrückbeugung)
- Tennis (der lange Schritt)
- Golf (der Schwung, die leichte Kreuzhohlhaltung verhindert Kreuzbeschwerden. Achten Sie auf Ihr linkes Knie und linkes Sprunggelenk.)
- Kein Mannschaftssport mit Körperkontakt (Verletzungsgefahr)
- Das Aufwärmen wird von vielen Freizeitsportlern als lästig empfunden. Durch die Aufgaben, die das „Einlaufen" erfüllt, ist es aber unersetzlich (Verletzungsprophylaxe, Belastungsvorbereitung für das Herz-Kreislauf-System, Atmung, bessere Koordination, Steigerung der Flexibilität).
- Zu meiden ist jedenfalls das lange Stehen und Gehen sowie Unterkühlungen.
- Regelmäßige, dem Zustand des Patienten angepasste Heilgymnastik, wie auch eine eventuelle Gewichtsreduktion sind zu berücksichtigen.

Ratschläge für ArthrosepatientInnen

- laufen und gehen, besser bergauf als bergab
- bergab eher keinen Rucksack, eventuell Slalomgehen, eventuell Stöcke verwenden, kleine Schritte machen

- gute Ausrüstung
- stoßdämpfende Schuhe
- bei Sprunggelenkarthrose hohe Schuhe mit Sohlenwiege
- entsprechende Bekleidung
- moderne Sportgeräte (z. B. beim Skifahren)
- orthopädische Hilfen
- Lendenbandage, Kniestrumpf – Wirkung durch Druck auf Haut und Muskulatur
- Sensomotorik üben

Schmerztherapie bei Sport trotz Arthrose

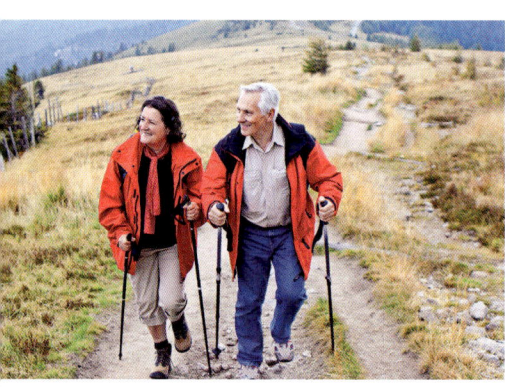

Die Therapie von Schmerzen des Bewegungsapparates, die die Weiterführung von sportlichen Aktivitäten ermöglichen soll, wirft ethische Probleme auf. Rein symptomatische Schmerzbehandlungen, die einem professionellen Sportler letzten Endes die Ausübung seines Berufes gewährleisten, stehen hier nicht zur Diskussion. Doch auch Arthroseträger, also vorwiegend ältere Menschen, haben in vielen Fällen eine besondere Affinität zu ihren Sportarten (Golf, Tennis). Hier scheint es doch die Aufgabe des Arztes/der Ärztin zu sein, den Sport durch eine entsprechende Therapie zu ermöglichen.

Wandern

Im fortgeschrittenen Alter ist das Gehen beziehungsweise das Wandern der wichtigste Sport. Voraussetzung für ein gesundheitsförderndes Wandern ist die richtige Ausrüstung, wie passendes Schuhwerk, ein guter Rucksack und Teleskopstöcke. Wanderschuhe sollten die Ferse fest umschließen und so hoch sein, dass sie auch das Sprunggelenk fixieren. Voll allem aber sollten sie eine Sohle haben, die einen griffigen Tritt im Gelände ermöglicht. Bei ungleicher Beinlänge ist die Verwendung von orthopädischen Einlagen anzuraten. Die klassischen alten Rucksäcke mit nur zwei langen Trageriemen haben ausgedient. Heute verwendet man moderne Rucksäcke, die ergonomisch gut geformt und zusätzlich mit einem Gurt am Becken fixiert sind. So kann die Belastung für Schulter und Rücken deutlich reduziert werden. Achten Sie darauf, keine unnötigen Lasten in den Rucksack einzupacken.

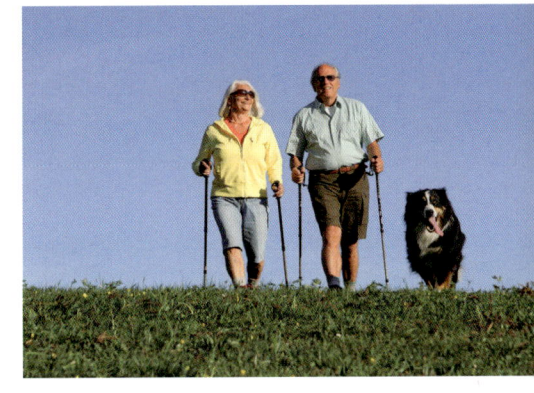

Durch Abstützen auf einen Stock können die Gelenke um bis zu 30 % entlastet werden. Der Stock als Gehhilfe soll auf der gesunden Seite getragen werden. Teleskopstöcke sind bei allen Wanderern immer mehr in Mode. Für Arthrosepatienten ist diese Gehhilfe im Gelände unbedingt zu empfehlen. Bergauf haben Sie die Möglichkeit, Arme und Hände einzusetzen und auch Ihren Schultergürtel zu trainieren. Beim Bergabgehen können die unangenehmen und unphysiologischen Stöße auf das Knie, die Hüfte und das Kreuz durch diese etwas verlängerten Stöcke abgefedert werden. Beim Bergaufgehen sollten die Stöcke kürzer eingestellt werden, beim Bergabgehen dafür länger. Als Faustregel gilt, dass die den Stock umfassenden Hände in Ellbogenhöhe sind.

Achten Sie auf ein passendes Tempo. Wenn Sie bergauf keuchen und nicht mehr sprechen können, sind Sie eindeutig zu schnell unterwegs. Besonders am Anfang einer Tour wird häufig zu schnell gegangen. Wenn es möglich ist, dann hinauf gehen und hinunter fahren. Bergaufgehen belastet die Kniegelenke weniger als bergab.

Hunde
Der „beste Freund des Menschen" sorgt nicht nur für Gesellschaft. Er sorgt auch dafür, dass Sie täglich aus dem Haus **gehen**.

17 UND WIE IST ES MIT DER OSTEOPOROSE?

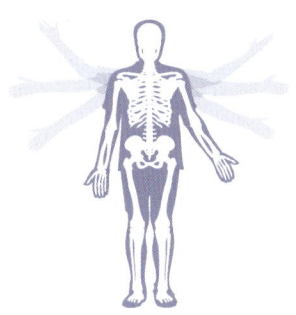

Nicht alles, was mit Osteoporose zu tun hat, muss Schmerzen verursachen. Osteoporose bedeutet zunächst: Die Knochensubstanzdichtemessung liefert Befunde, die eventuell medikamentöse Maßnahmen erfordern. Auch die passende Diät sollte berücksichtigt werden. Doch eine der Strategien gegen diese Erkrankung ist die körperliche Bewegung, das heißt Belastungsreize auf den Knochen auszuüben, welche den Knochenanbau fördern und vor allem den Abbau bremsen.

Mobil bleiben! Immobilität, das heißt zu viel Sitzen, Liegen und zu wenig körperliche Tätigkeit, fördert den Knochen- und Muskelschwund und damit das Knochenbruchrisiko. Machen Sie alles, was Sie selbst erledigen können, auch wirklich selbst. Lassen Sie sich nur bei Tätigkeiten unterstützen, die Sie beim besten Willen nicht selbst durchführen können oder die für Sie gefährlich sein könnten, wie beispielsweise Fenster putzen, auf Leitern oder Stühle steigen. Das Tragen von Einkaufstaschen mit gleichmäßig verteilten Gewichten – nicht zu schwer tragen, dafür öfter gehen –, das Benützen der Treppen statt des Aufzugs ist ein sinnvolles Training.

Menschen mit Osteoporose sind sich meist des Risikos bewusst, dass ein Sturz schwerere Folgen haben kann als bei Menschen ohne Osteoporose. Ein wichtiger Impuls zur Vermehrung der Knochendichte ist die gezielte Be-

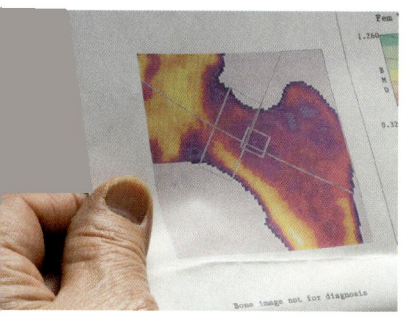

lastung in Form von heilgymnastischen Übungen. Darüber hinaus muss dem Patienten mit Osteoporose immer wieder nahegelegt werden, Verletzungen wie Stürze zu vermeiden. Da das Hüftgelenk, besonders die Schenkelhälse, ein größeres Bruchrisiko aufweisen, bietet die Industrie auch entsprechende Polster um den großen Rollhügel an, welche die Wucht eines Aufpralles mindern kann.

Tägliche Osteoporose-Übungen

Ziele des Übungsprogramms sind:
- Zug- und Druckreize an den Knochen ausüben
- Erhaltung der Mobilität für den Alltag
- Förderung der Stand- und Gangsicherheit zur Vermeidung von Stürzen und Sturzangst
- Vermeidung und Linderung von chronischen Schmerzen am Bewegungsapparat.

☛ „Öffnen" des Hüftgelenks

In Rückenlage ziehen Sie ein Bein mit den Händen an den Bauch. Atmen Sie ein und versuchen Sie beim Ausatmen das andere Bein auszustrecken und leicht in die Unterlage zu drücken. Diese Spannung halten Sie ca. 6 Sekunden, während Sie normal weiteratmen. Jedes Mal beim Ausatmen versuchen Sie mehr und mehr mit dem Bein abzusinken. 5-mal. Dann die Seite wechseln.

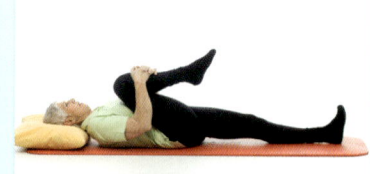

👉 Das andere Bein

Zum Kräftigen der Bauchmuskeln und zur Verbesserung Ihrer Rumpfspannung. In Rückenlage sind beide Beine aufgestellt. Heben Sie einen Fuß vom Boden ab und drücken Sie 6 Sekunden mit der gegenüberliegenden Hand von vorne gegen das Knie, bis Sie die Spannung im Bauch spüren. Wechseln Sie die Seite und achten Sie auf eine gleichmäßige Atmung. Jede Seite mindestens 5-mal.

Steigerung: Die gleiche Übung können Sie auch im Stehen durchführen.

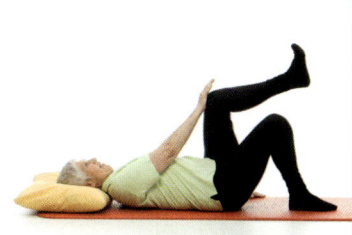

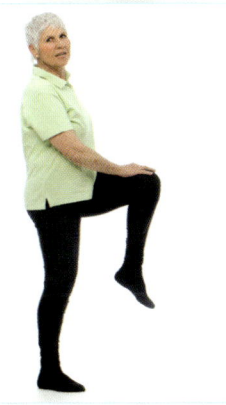

👉 Stabile Wirbelsäule

Die Füße stehen leicht auseinander, die Kniegelenke sind leicht gebeugt. Spannen Sie die Gesäß- und Bauchmuskulatur an und strecken Sie die Wirbelsäule bis hinauf zum Kopf.

Das Becken und die Lendenwirbelsäule sollen jetzt ganz stabil und ruhig bleiben, während Sie mit den Armen nach vor und zurück schwingen (wie beim Gehen). 20-mal wiederholen. Atmen Sie dabei ruhig und gleichmäßig weiter. Als Steigerung können Sie versuchen auch die Beckenmuskulatur gleichzeitig angespannt zu halten.

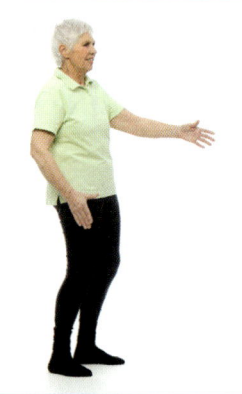

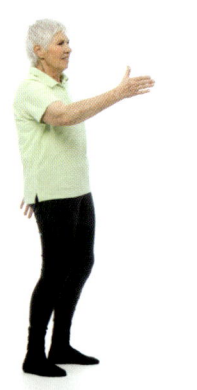

👉 Kraft und Dehnung für den Nacken

Während der Übung bleibt die Wirbelsäule ganz aufrecht, die Gesäßmuskulatur aktiv: Ein Arm wird nach oben neben den Kopf, der andere nach unten in Richtung Fuß gestreckt und in die Länge gezogen, als ob jemand an den Fingern zieht. 6 Sekunden lang die Spannung halten, normal atmen und dann beide Arme wechseln. 5-mal jede Seite.

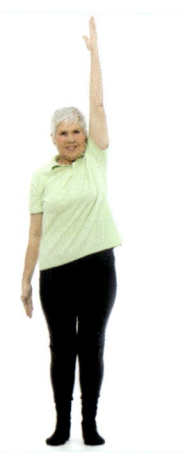

☛ Zug und Druck

Setzen Sie sich aufrecht hin und schieben Sie den Hinterkopf nach oben heraus. Verhaken Sie die Finger beider Hände ineinander und fangen Sie langsam an, die Ellbogen auseinanderzuziehen, bis Sie eine gute Spannung zwischen den Schulterblättern spüren. 6 Sekunden halten und wieder entspannen. Dann die Handballen gegeneinander legen und langsam Druck aufbauen. Wieder 6 Sekunden lang halten, normal weiteratmen und umgreifen. 5- bis 10-mal im Wechsel. Zug und Druck sind wichtig für den Knochenaufbau.

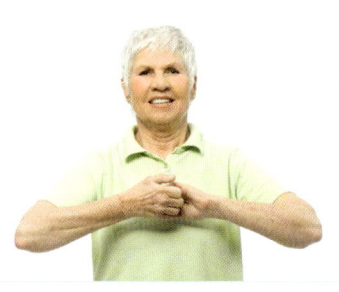

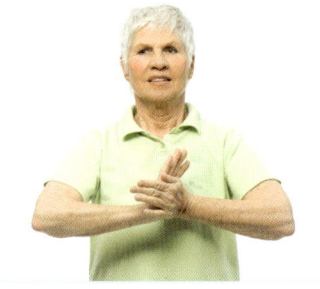

Und jetzt noch zwei Übungen mit dem Theraband:

👉 Übung 1

Halten Sie sich aufrecht und strecken Sie Ihre Wirbelsäule mit dem Hinterkopf als höchstem Punkt. Nehmen Sie das Theraband so in die Hände, dass die Handflächen nach oben schauen und beginnen Sie es vorsichtig unter Spannung zu setzen. Die Ellbogen bleiben am Körper. Nur die Unterarme bewegen sich nach außen. 6 Sekunden halten. Weiteratmen und entspannen. Mindestens 5-mal wiederholen.

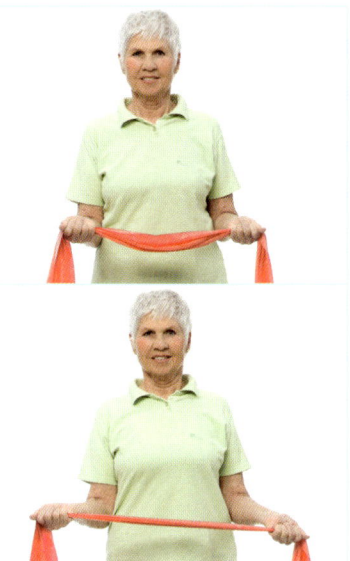

👉 Übung 2

Für diese Übung befestigen Sie das Theraband an einer Türschnalle und halten es mit beiden Händen fest. Suchen Sie sich einen sicheren Stand, Füße leicht auseinander, Gesäß- und Bauchmuskulatur leicht angespannt. Die Wirbelsäule ist gerade. Dann strecken Sie beide Ellbogen, bis die Arme neben dem Körper sind, und halten die Spannung 6 Sekunden. Wieder entspannen.

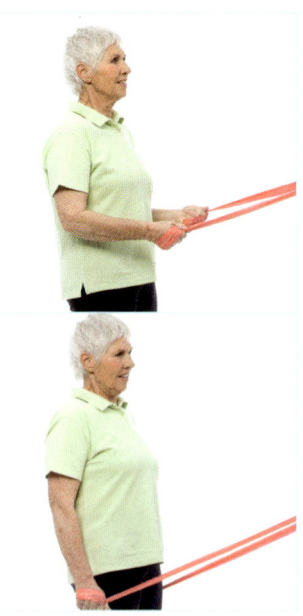

18 PSYCHE UND WIRBELSÄULENBESCHWERDEN

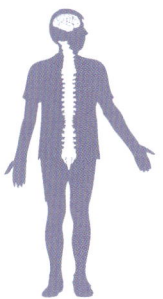

Der alternde Mensch steht unter den diversen psychischen Einflüssen. Einerseits ist es der Rückzug aus dem Berufsleben, manchmal auch aus der Familie, andererseits sind es Überlastungen durch zu viele Informationen aus der Umwelt, vielfach mit Angst machenden Inhalten.

Jede Information, die an das Ohr oder das Auge dringt, verursacht im Nervensystem in irgendeiner Form eine Reaktion. Diese Reaktionen sind letzten Endes chemische Vorgänge. Wenn die Zahl der einwirkenden Informationen (Radio, Fernsehen, Medien etc.) zu groß ist, werden in vermehrtem Maße Überträgersubstanzen im Gehirn oder im zentralen Nervensystem verbraucht, wodurch Beschwerden primär in Form von Befindungsstörungen entstehen, wie Durchschlafstörungen, Müdigkeit, Abgeschlagenheit, Kreislaufstörungen – Zustände, die allmählich zu einem Erscheinungsbild führen, das als „Überlastungsdepression" bezeichnet wird.

Am Bewegungsapparat treten vor allem muskuläre Phänomene wie Verspannungen auf (der innerlich verspannte Mensch ist ein muskulär verspannter Mensch), diesen folgen Fehlhaltungen, die gemeinsam mit einer herabgesetzten Schmerzschwelle Beschwerden entstehen lassen, die sich als großflächige Nacken-, Schulter-, Rücken- und Kreuzschmerzen manifestieren. Neben einer allfälligen ärztlichen Hilfe bieten sich dem Senior zwei Wege als Lösung des Problems an.

Zuerst ist es einmal die Beeinflussung des eigenen Körpers durch Übungen, welche die Verspannungen lösen können. Um einen Muskel wirklich aktiv, d. h. willentlich entspannen zu können, muss er zuerst einmal angespannt werden, um damit dem Gehirn, als Zielmuskel, zugeordnet werden zu können. Erst dann kann die Großhirnrinde (der Wille) den Muskel auch richtig entspannen. Als besonders effiziente Methode hat sich hier die „aktive Entspannung nach Jakobson" bewährt. Voraussetzung ist ein gemütlicher Sitz, eventuell auch ein Bett, eine ruhige Atmosphäre. Beginnen Sie die Hände zur Faust zu schließen und die Schultern zu den Ohren zu ziehen. Halten Sie diese Spannung ca. 3 Sekunden. Dann öffnen Sie die Hände und entspannen ganz bewusst die Arm- und Schulterregion. Nochmals wiederholen.

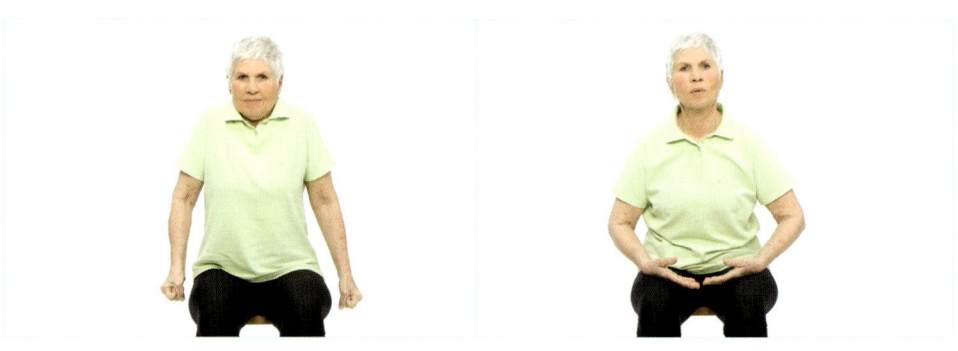

Mit dieser Technik kann man viele Muskeln im Körper durchgehen – zum Beispiel auch die mimische Muskulatur – indem Sie die Stirn in Falten legen und wieder bewusst entspannen.

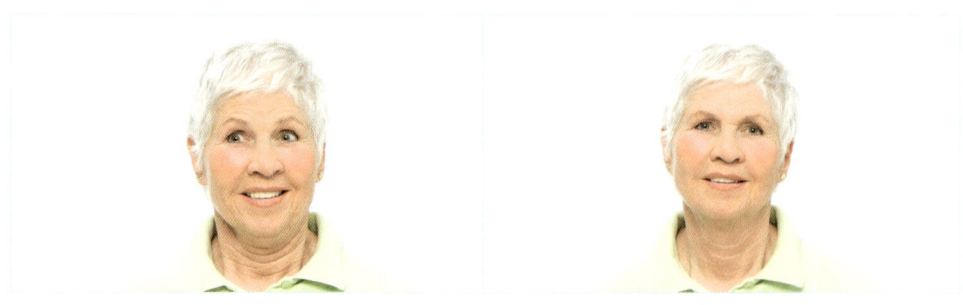

… oder die Lippen nach vorne wie zu einem Kussmund schieben und wieder entspannen. Immer 2-mal wiederholen.

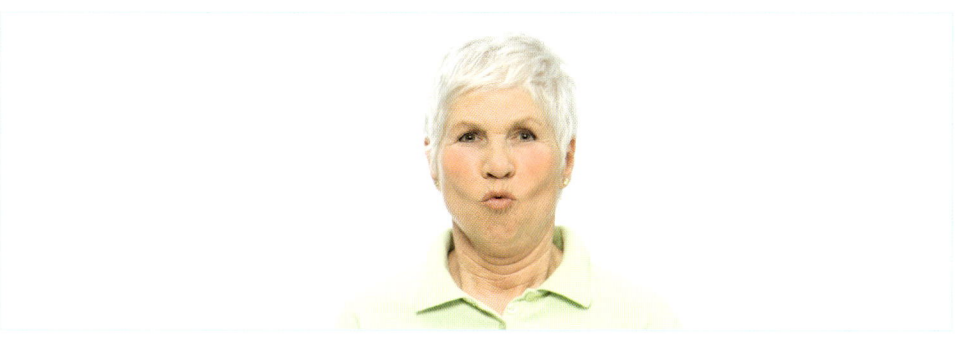

Dann auch noch die Nase rümpfen und wieder entspannen. Und die wichtigsten Gesichtsmuskeln sind alle dabei.

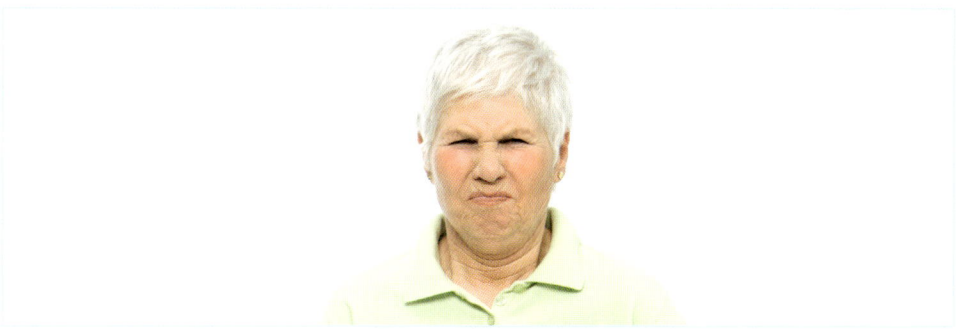

Es muss besonders betont werden, dass das ruhige harmonische Gesicht bzw. die entspannte Muskulatur auch auf die Seele beruhigend und harmonisierend rückwirkt, wie auch aus vielen Ritualen und Techniken asiatischer Kulturen und Religionen (Yoga) gekannt ist.

Es gibt zwei Entspannungstechniken, die sehr leicht und ohne viel Aufwand erlernbar sind.

☛ **_Entspannung durch Anspannung_**
Die Entspannung nach „Jacobson", bei der einzelne Muskelgruppen zuerst angespannt werden, um dann um so besser entspannt werden zu können.

☛ **_Entspannung durch Atmung_**
durch Erlernen der vertieften Bauchatmung.
Man beginnt am besten in Rückenlage mit geschlossenen Augen und legt die Hände auf den Unterbauch. Jetzt atmen Sie durch die Nase ein und durch die lockeren Lippen wieder aus. Wenn Sie das beherrschen, beginnen Sie die Bewegung des Bauches unter Ihren Händen bei jedem Atemzug zu vergrößern. Ca. 10 Atemzüge lang, dann wieder normal atmen.

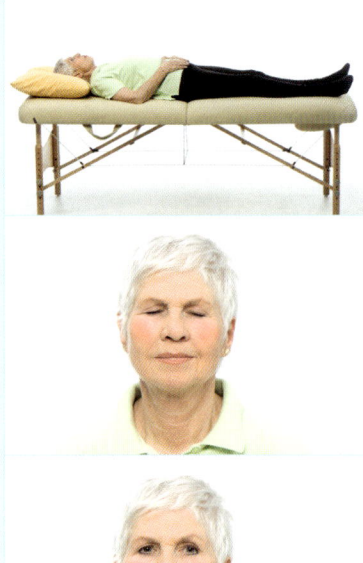
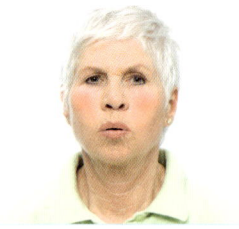

19 ALTER UND SEELE

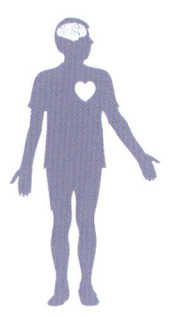

"Träume sind des Lebens Güter und die Liebe, die Du fühlst, und das Gute, das Du tust."

Das Leben und somit auch das Altern spielen sich vorwiegend in der Seele ab. Begegnungen, Ereignisse, Informationen, Glück, Trauer, Enttäuschungen lassen im Laufe eines Lebens Erfahrungen reifen, welche uns die Dinge ganz anders sehen und beurteilen lassen, als dies in der kraftvollen, sich oft selbst überschätzenden Jugend der Fall war. Erfahrungen sind es, die unsere Handlungen prägen, und die Erfahrungen von SeniorInnen können oft zu einem Schatz für die klügeren, fragenden Jüngeren werden. In allen Zeiten holten sich die verschiedensten Kulturen Ratschläge von den Alten, deren Form des behutsamen Denkens sich besonders bei Konfliktlösungen am besten bewährt hat (dies steckt auch im Wort Senat, lateinisch *senatus* – der Rat der Alten). So kann man das Älterwerden auch als geistiges Reifen ansehen.

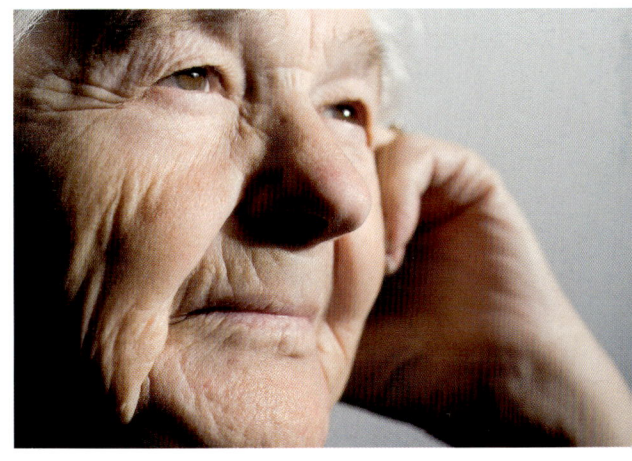

Die Einsamkeit und die Angst vor der Zukunft tritt nicht nur bei alternden Menschen auf, sondern ist ein Leitmotiv, das bereits in frühen Jahren beginnen kann. Die darauf folgende Reaktion, sich von der Gesellschaft, den anderen Menschen, vom Leben zurückzuziehen, ist nicht nur eine Belastung für die Psyche (oder Seele), sondern auch für den Körper.

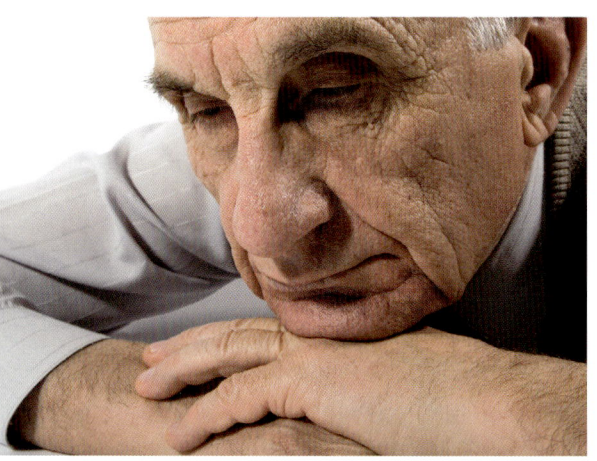

Es ist eine Tatsache, dass seelische Probleme Auswirkungen auf den Bewegungsapparat, speziell seine Muskulatur und sein Schmerzempfinden haben. So führt Angst, wie erwähnt, einem uralten Reflex aus der Menschheitsgeschichte folgend, zu einer Verspannung der Muskulatur, besonders im Bereich des Nackens, der Schulter und großteils des Rückens. Sie wird zur Schmerzursache und löst darüber hinaus durch Reizung der Schmerzfühler zusätzliche Beschwerden aus. Depressive Zustände mit der sie begleitenden Antriebslosigkeit lassen die Muskeln kraftlos werden. Bestehende Fehlhaltungen werden verstärkt und zu einem zusätzlichen Krankheitsfaktor.

Das sich somit entwickelnde chronische Beschwerdebild verursacht weiters auch eine Senkung der Schmerzschwelle, was zu der Empfindung führt: „Mir tut alles weh, es tut mir jeden Tag was anderes weh." Daraus entstehen schließlich auch vegetative Beschwerden mit Schlafstörungen, Magen-Darm-Problemen, Gefühlsstörungen etc.

Die Strategie gegenüber diesen zutiefst krankmachenden Erscheinungen besteht vor allem einmal darin, die Gedanken, Ängste und Verstimmtheiten in sich selbst zu erkennen, auf ihre Berechtigung hin zu analysieren, um anschließend auch das Gute und Positive, das man gerade erlebt, mehr in den Vordergrund zu stellen. Eine weitere Strategie betrifft allerdings den Bewegungsapparat, der durch gewisse Bewegungsabläufe imstande ist, die erkrankte Psyche zu beeinflussen – eine Taktik, die uralt ist und bereits mit dem Ausdruck „Kopf hoch" ihren Anfang nimmt. So kann man den eingangs erwähnten täglichen Übungen als weiteren Vorteil die Schmerzerleichterung, die Entspannung, andererseits aber die Tonisierung als wertvolle Effekte anrechnen. Unsere Haltung ist eine Kombination von innerer und äußerer Haltung und soll die Würde des alten Menschen veranschaulichen. Um leben zu können und zu dürfen, gilt und galt immer, primär einmal etwas für sich zu tun, das bedeutet nicht zu resignieren, sich selbst zu überwinden und zu handeln. Für den Inhalt dieses Buches gilt somit: Lesen Sie es nicht nur – handeln Sie auch! Und das nicht nur einmal, sondern immer.

ANHANG

Adressen und Pflegetipps Österreich

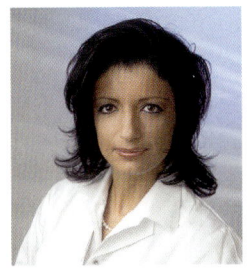

Soziale und finanzielle Hilfe für chronische SchmerzpatientInnen
Dr. med. univ. Renate Barker, MSc.

Der Staat Österreich bietet eine Vielzahl von Unterstützungen und Hilfestellungen, die in diesem Kapitel unter Berücksichtigung der besonderen Bedürfnisse chronischer Schmerzpatientlnnen auszugsweise präsentiert werden.

1. Rezeptgebührbefreiung – Rezeptgebührdeckelung

Die Rezeptgebührdeckelung ist seit 01.01.2008 gültig. Ziel dieser Deckelung ist es, Menschen mit hohem Medikamentenverbrauch und geringem Einkommen zu entlasten.
Die Rezeptgebühr beträgt per 1.1.2010 pro verordneter Arznei EUR (€) 5,00 und ist direkt in der Apotheke zu entrichten. Arzneien, deren Verkaufspreis unter der Rezeptgebühr liegt, werden i.d.R. mit dem aktuellen Verkaufspreis an den Patienten abgegeben.

Seitens der Sozialversicherungen werden alle getätigten Verordnungen pro Zahlung im Jahresverlauf dokumentiert. Als Grundlage für die Berechnungen dient das Jahresnettoeinkommen. Die Rezeptgebührbefreiung muss vom Versicherten nicht beantragt werden. Sobald 2 % des Jahresnettoeinkommens pro Kalenderjahr überschritten werden, tritt automatisch eine Befreiung für das Kalenderjahr ein.
Die Rezeptgebührbefreiung wird auf der E-Card gespeichert und durch das Vorhandensein von 2 Arztstempeln am Rezept für die Apotheke kenntlich gemacht. Der Grund für die Rezeptgebührbefreiung ist aus Datenschutzgründen weder für den verschreibenden Arzt noch für die Apotheke ersichtlich. Die Rezeptgebührbefreiung gilt:
Für Personen, deren monatliche Nettoeinkünfte

- für Alleinstehende € 772,40
- für Ehepaare € 1.158,08

nicht übersteigen.

Diese Beträge erhöhen sich für jedes Kind um € 80,95.
Für Personen, die infolge von Leiden oder Gebrechen überdurchschnittliche Ausgaben nachweisen (chronisch Kranke), sofern die monatlichen Nettoeinkünfte

- für Alleinstehende   €   888,26
- für Ehepaare   € 1.331,79

nicht übersteigen.
Für jedes weitere Kind sind € 80,95 hinzuzurechnen.
Leben im Familienverband des Versicherten Personen mit eigenem Einkommen, so ist dieses zu berücksichtigen.

Ansprechpartner für Rückfragen
Pressestelle Hauptverband der österreichischen Sozialversicherungsträger
Kundmanngasse 21, 1031 Wien, Tel.: 0043/1/71132-0

2. Soziale Dienste
Die Bundesländer sind grundsätzlich zur Erbringung der sozialen Dienste verpflichtet und müssen für deren qualitäts- und bedarfsgerechte Ausübung durch Trägerorganisationen (z. B. Volkshilfe, Caritas, Diakonie, Arbeiter-Samariter-Bund, Hilfswerk, Lebenshilfe) sorgen.
Hinweis: Auf die Leistung sozialer Dienste besteht kein Rechtsanspruch.
Zuständige Behörden sind:

- das Gemeindeamt oder die Bezirkshauptmannschaft
- in Statutarstädten: der Magistrat
- in Wien: das Sozialzentrum bzw. der Fonds Soziales Wien

TIPP: Erkundigen Sie sich bei Ihrer örtlich zuständigen Behörde bzw. direkt beim Wohlfahrtsträger, welche Unterlagen Sie für die Antragstellung benötigen.
TIPP: Das Bundesministerium für Arbeit, Soziales und Konsumentenschutz bietet im Bereich „Info-Service" die „Datenbank Soziale Dienste" an. Dort finden Sie eine umfangreiche Sammlung von Angeboten mobiler sozialer Dienste.

Angehörigenberatung
Hilfe zur Selbsthilfe für Angehörige von pflege- und betreuungsbedürftigen Menschen durch dafür ausgebildete Personen.
Erfahrungen und Kontakte können zur Bildung von Selbsthilfegruppen beitragen.

Besuchsdienst
Er bietet einsamen Menschen die Möglichkeit zu Gesprächen und anderen sozialen Kontakten (Kaffeehausbesuche, Kartenspielen, Ausflüge etc.).
Der Besuchsdienst wird von Personen durchgeführt, die unter der Anleitung von qualifiziertem Fachpersonal stehen.

Fahrtendienste
Wer keine öffentlichen Verkehrsmittel benützen kann, wird von einem Taxi vor der Haustüre abgeholt und zum Fahrziel gebracht.
Der Weg zwischen Haustor und Wohnungstüre muss allerdings noch selbst bewältigt werden, da Fahrtendienste nur selten direkt an der Wohnungstüre abholen.
TIPP: Da es in einzelnen Ländern bzw. Gemeinden Ermäßigungen gibt (z. B. Fahrtenschecks), sollte man sich darüber genau informieren!

Familienhilfe
Sie bietet halb- oder ganztägige Hilfestellung im Alltag für Familien, in denen die haushaltsführende Person beispielsweise durch Erkrankung vorübergehend ausfällt.
Familienhilfe wird durch ausgebildete Diplomsozialbetreuer oder Diplomsozialbetreuerinnen mit dem Schwerpunkt Familienhilfe (vormals Familienhelfer und Familienhelferinnen) durchgeführt.

DorfhelferIn
Sie vertreten die haushaltsführende Person in ländlichen Haushalten und im landwirtschaftlichen Betrieb, wenn diese durch Krankheit, Unfall und ähnliche Notfälle nicht mehr in der Lage ist, ihre Familie zu versorgen und betriebliche Aufgaben zu erfüllen.

Hauskrankenpflege
Fachliche Pflege für Patienten und Patientinnen im Wohnbereich für Personen aller Altersstufen mit jeglichen Erkrankungen
Die Pflege beinhaltet auch die Anleitung, Beratung und Begleitung von Angehörigen und anderen an der Pflege beteiligten Personen.
Sie wird ausschließlich von Menschen durchgeführt, die durch entsprechende bundesgesetzliche Regelung (Gesundheits- und Krankenpflegegesetz) dazu ermächtigt sind.
Diplomiertes Pflegepersonal darf nur auf ärztliche Anordnung hin tätig werden.
Gewährung für ein und denselben Versicherungsfall für die Dauer von längstens vier Wochen. Darüber hinaus kann sie nach Vorliegen einer chef- oder kontrollärztlichen Bewilligung weitergeführt werden.

Heimhilfen
Betreuung und Unterstützung für Menschen aller Altersstufen vor allem durch folgende Tätigkeiten:

- Unterstützung bei der Haushaltsführung
- Erhaltung und Förderung des körperlichen Wohlbefindens, z. B. durch Unterstützung bei der persönlichen Hygiene, beim An- und Auskleiden, bei der Zubereitung von Mahlzeiten oder bei der Ernährung und der Einhaltung von Diäten unter Aufsicht einer Fachkraft.
- Begleitung bei Behörden- und Arztwegen
- Motivation zur selbstständigen Ausführung täglicher Aktivitäten etc.

Mobile therapeutische Dienste
mobile Physio- und Ergotherapie
Aufgabe: ganzheitliche Rehabilitation im Wohnbereich.
Ziel: Erreichen bzw. Erhalten größtmögliche Selbstständigkeit und Lebensqualität.

Persönliche Assistenz
Unterstützung und Begleitung von Menschen mit Beeinträchtigungen, um ihnen Eigenständigkeit in allen Bereichen des täglichen Lebens zu ermöglichen, z. B. bei der Grundversorgung, hauswirtschaftlichen Tätigkeiten, der Freizeitgestaltung, der Kommunikation, der Mobilität.

Pflegehilfe
Unterstützung insbesondere bei der Pflege schwer pflegebedürftiger Menschen.
Die Fachkräfte helfen beim Waschen, helfen bei der Dekubitusprophylaxe und -pflege (Druckbrandvorsorge und -pflege), legen Verbände und Bandagen an, setzen die Patienten oder Patientinnen beispielsweise in den Lehnstuhl und bringen sie wieder ins Bett und verabreichen Insulininjektionen.

Psychosozialer Dienst (PSD)
Er bietet niederschwellige Beratungs- und Behandlungseinrichtung für psychisch beeinträchtigte Menschen, Menschen mit psychosozialem Unterstützungsbedarf und Menschen in psychischen Krisen sowie ihre Angehörigen.
Die Beratung erfolgt durch ein Team bestehend aus Sozialarbeitern oder Sozialarbeiterinnen, Psychologen oder Psychologinnen und Ärzten oder Ärztinnen.
Die Dienstleistungen finden idealerweise sowohl in der Beratungsstelle als auch im sozialen Umfeld der betroffenen Person oder bei den Betroffenen zu Hause statt.
Die Beratung erfolgt anonym, kostenlos und freiwillig.
HINWEIS: Die Ausgestaltung des PSD ist in den einzelnen Bundesländern unterschiedlich.

Verleih von Pflegebehelfen
- Verleihung an Patienten und Patientinnen außerhalb der Krankenhäuser
- Individuelle Anpassung
- Anleitungen zur Handhabung

Weitere soziale Dienste
- Erste-Hilfe-Ausstattung
- Essenszustelldienste (Essen auf Rädern)
- Frühförderung/Sehfrühförderung
- Kurzzeitpflege (Ersatz- oder Urlaubspflege)
- Notruftelefone (auch für gehörlose/hörbehinderte Menschen)

- Organisierte Nachbarschaftshilfe
- Peer-Beratung
- Personenbetreuer und Personenbetreuerinnen
- Pflegeheime, Hospize und Spitäler
- Pflegetelefon-Beratung (österreichweit gebührenfrei: 0800/20 16 22)
- Reinigungsdienst
- Reparaturdienst
- Sozialservice
- Sterbebegleitung und Mobile Hospizbetreuung
- Wäschepflegedienst

3. Pflegegeld

3.1. Mehr als 390.000 Menschen in Österreich brauchen ständig Pflege. Hierfür steht ein einheitliches Pflegevorsorgesystem zur Verfügung.

3.2. Pflegegeld stellt eine zweckgebundene Leistung zur teilweisen Abdeckung der pflegebedingten Mehraufwendungen dar und ist keine Einkommenserhöhung!
Pflegegeld ermöglicht den pflegebedürftigen Menschen eine gewisse Unabhängigkeit und einen (längeren) Verbleib in der gewohnten Umgebung (zu Hause).
Als Voraussetzungen für Pflegegeld gelten ein ständiger Betreuungs- und Hilfsbedarf wegen einer körperlichen, geistigen oder psychischen Behinderung bzw. einer Sinnesbehinderung, die voraussichtlich mindestens sechs Monate andauern wird.
Dazu gehören:

- ein ständiger Pflegebedarf von mehr als 50 Stunden/Monat.
- ein gewöhnlicher Aufenthalt in Österreich, wobei auch die Gewährung von Pflegegeld im EWR-Raum unter bestimmten Voraussetzungen möglich ist.

3.4. Pflegebedarf im Sinne der Pflegegeldgesetze liegt dann vor, wenn Sie sowohl bei Betreuungsmaßnahmen als auch bei Hilfsverrichtungen Unterstützung brauchen.

3.5. Berücksichtigt werden ausschließlich fünf Hilfsverrichtungen:

- Herbeischaffen von Nahrungsmitteln, Medikamenten und Bedarfsgütern des täglichen Lebens
- Reinigung der Wohnung und der persönlichen Gebrauchsgegenstände
- Pflege der Leib- und Bettwäsche
- Beheizung des Wohnraumes einschließlich der Herbeischaffung des Heizmaterials
- Mobilitätshilfe im weiteren Sinn (z. B. Begleitung bei Amtswegen oder Arztbesuchen).

Bei der Beurteilung des Pflegebedarfs werden Zeitwerte für die erforderlichen Betreuungsmaßnahmen und Hilfsverrichtungen berechnet und zu einer Gesamtbeurteilung zusammengefasst.

NEU: Ab 1.1.2009 kann bei bestimmten Personengruppen bei der Feststellung des Pflegebedarfes ein Erschwerniszuschlag angerechnet werden, der den Mehraufwand für die Pflege erschwerende Faktoren abgelten soll.
Verfahren beim Entscheidungsträger
Die Gewährung und Erhöhung des Pflegegeldes müssen Sie beantragen. (Ausnahme: Arbeitsunfall, Berufskrankheit)
Den Antrag auf Pflegegeld können Sie formlos einbringen.
Sollten Sie den Antrag irrtümlich an eine nicht zuständige Stelle gerichtet haben, ist diese verpflichtet, Ihren Antrag richtig weiterzuleiten.
Bitte legen Sie Befunde/ärztliche Atteste bei.
Das Formular wird zugesendet. Sie machen Angaben u.a.: über nicht mehr selbständig durchführbare Tätigkeiten bzw. ob Sie bereits eine pflegebezogene Leistung bekommen
Achtung: Formblatt unterschrieben retournieren!
Ärztliche Untersuchung: Ein(e) Sachverständige(r) nimmt Befund auf und stellt Pflegebedarf fest. Die Anwesenheit einer Vertrauensperson ist auf Wunsch möglich
Die Entscheidung erfolgt in Form eines Bescheides. Sie bekommen das Pflegegeld rückwirkend ab dem Ihrer Antragstellung folgenden Monat.

Klage
Ein Erhöhungsantrag ist bei Verschlechterung des Gesundheitszustandes seit der letzten Entscheidung möglich.
Einteilung in 7 Stufen:

Pflegebedarf in Stunden/Monat	Pflegestufe	Betrag in €/Monat
> 50 Std.	1	154,20 EUR
> 75 Std.	2	284,30 EUR
> 120 Std.	3	442,90 EUR
> 160 Std.	4	664,30 EUR
> 180 Std.	5	902,30 EUR
> 180 Std. (besondere Bedingungen)	6	1.242,00 EUR
> 180 Std. (besondere Bedingungen)	7	1.655,80 EUR

4. Gebührenbefreiung von Telefon, Fernsehen und Radio
Antragstellung bei sozialer / körperlicher Hilfsbedürftigkeit.
Detailinfos auf der GIS-Homepage unter www.orf-gis.at
Alle Informationen rund um dieses Thema:
GIS Gebühren Info Service GmbH, Postfach 1000, 1051 Wien
Service-Hotline: 0810 / 00 10 80
Fax: 05 / 0200 DW 300 (österreichweit), E-Mail: gis.office@orf-gis.at

5. Mietzins- und Wohnbeihilfe

Mietzinsbeihilfe kann in Sonderfällen beim Finanzamt beantragt werden:
http://www.wien.gv.at/ma50st/zinsbei.htm

Wohnbeihilfe:
http://www.wien.gv.at/ma50st/wohnbeihilfe

Korrespondenz
Dr. med. univ. Renate Barker, MSc
Präsidentin CONTRA DOLOREM
Österr. Arbeitsgemeinschaft zur Schmerzbekämpfung & Schmerzforschungszentrum
Homepage: www.schmerzinformation.org
E-Mail: info@schmerzinformation.org

Adressen und Pflegetipps Deutschland

Bürgertelefon des Bundesministeriums für Gesundheit
Die Bürgertelefone bieten Beratung zur gesetzlichen Krankenversicherung, Pflege und Prävention.

Schwerpunkt	Telefonnummer
Fragen zum Krankenversicherungsschutz für alle	018 05-99 66-01*
Bürgertelefon zur gesetzlichen Krankenversicherung	01805-99 66 02*
Bürgertelefon zur Pflegeversicherung	01805-99 66 03*
Bürgertelefon zur gesundheitlichen Prävention	01805-99 66 09*
Beratungsservice für Gehörlose und Hörgeschädigte (Schreibtelefon)	01805-99 66 07* Fax: 01805-99 66 08* E-Mail: info.deaf@bmg.bund.de info.gehoerlos@bmg.bund.de
Gebärdentelefon ISDN-Bildtelefon	01805-99 66 06*
Gebärdentelefon Video over IP	gebaerdentelefon.bmg@sip.bmg.buergerservice-bund.de

Weitere Informationen finden Sie unter www.bmg.bund.de.

Pflegeberatung
- Beratung zu Hause
- Probleme mit der Pflegeberaterin oder dem Pflegeberater
- Qualifikation der Pflegeberaterinnen und Pflegeberater

Seit dem 1. Januar 2009 gibt es den gesetzlichen Anspruch auf Pflegeberatung. Die Beratung erfolgt durch Pflegeberaterinnen und Pflegeberater. Diese werden in aller Regel Mitarbeiterinnen und Mitarbeiter der Pflegekassen sein, die über Wissen aus den Bereichen des Sozialrechts, der Pflege und der Sozialarbeit verfügen. Aber auch die Übertragung der Beratungsaufgabe auf Dritte ist möglich.

In den Pflegestützpunkten werden sich die Pflegeberaterinnen und Pflegeberater der Sorgen und Fragen von Hilfe- und Pflegebedürftigen sowie deren Angehörigen annehmen, über das vorhandene Leistungsangebot beraten und die Betroffenen persönlich begleiten. Sofern Pflegestützpunkte eingerichtet sind, müssen Pflegeberaterinnen und -berater dort angesiedelt werden. Die Pflegekassen müssen Sie, wenn Sie Leistungen der Pflegeversicherung beantragen, darüber informieren, wo sich der nächste Pflegestützpunkt befindet und welche Pflegeberaterin oder welcher Pflegeberater für Sie erreichbar ist.

Weitere Informationen finden Sie unter http://www.bmg.bund.de

Allgemeine Informationen
Informationen zu folgenden Themen finden Sie unter www.betanet.de/betanet

1. Krankengeld
Krankengeld erhalten versicherte Patienten von der Krankenkasse, wenn sie länger als 6 Wochen arbeitsunfähig sind. Das Krankengeld wird individuell berechnet und ist niedriger als das Nettoeinkommen. Innerhalb von 3 Jahren gibt es höchstens eineinhalb Jahre lang Krankengeld für dieselbe Krankheit.
Die vorwiegenden Leistungen finden Sie unter den folgenden Stichworten:
- In bestimmten Fällen wird ein gekürztes bzw. kein Krankengeld gezahlt.
- Voraussetzungen
- Kein Anspruch auf Krankengeld
- Höhe
- Berechnungsbeispiel
- Dauer

2. Übergangsgeld
Übergangsgeld überbrückt einkommenslose Zeiten während der Teilnahme an Rehamaßnahmen oder an Maßnahmen zur Teilhabe am Arbeitsleben. Es wird nur gezahlt, wenn kein Anspruch (mehr) auf Entgeltfortzahlung besteht. Die Höhe ist unterschiedlich und richtet sich nach dem vorhergehenden Einkommen. Als Richtwert können zwei Drittel vom Nettoeinkommen angenommen werden. Zuständig ist der Rentenversicherungsträger, die Berufsgenossenschaft oder die Agentur für Arbeit. Bei jedem Träger gelten andere Voraussetzungen.

3. Zuzahlungsbefreiung für chronisch Kranke
Chronisch Kranke müssen im Gesundheitssystem weniger zuzahlen als andere Patienten. Als Zuzahlungen gelten z. B. die Rezeptgebühr, die Praxisgebühr oder die 10,- € pro Tag in Kliniken.
Als chronisch krank gilt, wer wegen derselben schwerwiegenden Krankheit in Dauerbehandlung ist. Wenn die Zuzahlungen eines chronisch Kranken höher liegen als 1 % seiner jährlichen Bruttoeinnahmen, kann er sich für den Rest des Jahres von der Zuzahlung befreien lassen. Die 1-%-Grenze gilt allerdings für Patienten ab einem bestimmten Alter nur, wenn sie sich therapiegerecht verhalten und die Vorsorgeuntersuchungen wahrgenommen haben.
Die vorwiegenden Leistungen finden Sie unter den folgenden Stichworten:
- Voraussetzungen
- Schwerwiegend chronisch krank
- Rückerstattung

4. Grundsicherung im Alter und bei Erwerbsminderung

Die Grundsicherung sichert den Lebensunterhalt von Menschen, die wegen Alters oder aufgrund voller Erwerbsminderung nicht mehr arbeiten können, und deren Einkünfte für den notwendigen Lebensunterhalt nicht ausreichen. Höhe und Umfang der Grundsicherung sind mit der Sozialhilfe vergleichbar. Eigenes Einkommen und Vermögen werden auf die Grundsicherung angerechnet.

5. Sozialhilfe

Sozialhilfe umfasst Leistungen für Menschen, die nicht erwerbsfähig und nicht in der Lage sind, für ihren Lebensunterhalt selbst aufzukommen. Sozialhilfeleistungen gibt es nur, wenn weder der Betroffene selbst, noch Angehörige, noch andere Sozialversicherungsträger für dessen Bedarf aufkommen können.

Die vorwiegenden Leistungen der gesetzlichen Sozialhilfe finden Sie unter den folgenden Stichworten:

- Altenhilfe
- Alterssicherung
- Auszubildende Sozialhilfe
- Bestattungskosten Sozialhilfe
- Blindenhilfe
- Eingliederungshilfe für Behinderte
- Einmalige Leistungen
- Einsatz von Einkommen und Vermögen
- Gesundheitshilfe
- Grundsicherung im Alter und bei Erwerbsminderung
- Häusliche Pflege Sozialhilfe
- Haushalt Weiterführung
- Hilfe in anderen Lebenslagen
- Hilfe zum Lebensunterhalt
- Kranken- und Pflegeversicherung Sozialhilfe
- Krankenhilfe
- Krankenkostzulage
- Mehrbedarfszuschläge
- Mietschulden
- Hilfe zur Pflege Sozialhilfe
- Pflegegeld Sozialhilfe

- Pflegeperson Sozialhilfe
- Regelsätze der Sozialhilfe
- Rückzahlung der Sozialhilfe
- Schulden
- Schwangerschaft, Entbindung, Sozialhilfe
- Soziale Schwierigkeiten, Überwindung
- Sterilisation
- Stromkosten, Stromschulden
- Taschengeld
- Unterkunft und Heizung
- Vorbeugende Gesundheitshilfe

6. Wohngeld

Wohngeld ist ein staatlicher Zuschuss zu den Kosten für Wohnraum. Dieser Zuschuss wird entweder als Mietzuschuss für Mieter einer Wohnung oder als Lastenzuschuss für Eigentümer eines Hauses oder einer Wohnung gewährt. Er ist abhängig von der Zahl der Familienmitglieder, deren Einkommen und der regional unterschiedlichen Höhe der zuschussfähigen Miete oder Belastung. Das Wohngeld steht bei Vorliegen der Voraussetzungen auch Ausländern zu, die in Deutschland leben.

Die vorwiegenden Leistungen finden Sie unter den folgenden Stichworten:

- Dauer
- Nicht Anspruchsberechtigte
- Besonderer Freibetrag für Schwerbehinderte

Wer hilft weiter?
Der Antrag auf Wohngeld erfolgt bei der örtlichen Wohngeldstelle, die auch weitere Auskünfte erteilt. Hier können auch die aktuellen Wohngeldtabellen eingesehen werden. Die Stadt- oder Gemeindeverwaltung des Wohnorts nennt die zuständige Stelle bzw. das zuständige Amt für Wohngeld.
Das Bundesministerium für Verkehr, Bau und Stadtentwicklung bietet eine Info-Hotline für Fragen zum Wohnungs- und Bauwesen, Telefon 030-183003060, Mo-Fr 9–12 Uhr.

7. Pflegeversicherung

Die gesetzliche Pflegeversicherung bietet Leistungen für Patienten, die mindestens ein halbes Jahr lang gepflegt werden müssen. Pflichtversichert in den Pflegekassen sind – mit wenigen Ausnahmen – alle Mitglieder der Krankenkassen.
Der **Antrag auf Pflegeleistungen** ist bei den **Pflegekassen** zu stellen.

Pflegestützpunkte und Pflegeberatung

Seit 1.1.2009 besteht ein Rechtsanspruch auf Pflegeberatung. Diese wird von Pflegestützpunkten oder – wenn nicht vorhanden – von der Pflegekasse geleistet.

Pflegestützpunkte sind zentrale Anlaufstellen für Pflegebedürftige und ihre Angehörigen. Die Pflegestützpunkte koordinieren und vermitteln Hilfeleistungen und örtliche Angebote. Die Pflegeberater in den Stützpunkten informieren und helfen rund um das Thema Pflege und nehmen sich der individuellen Situation des Ratsuchenden an. Ob Pflegestützpunkte eingerichtet werden, entscheidet das Bundesland.

Gibt es keinen Pflegestützpunkt, wenden sich Ratsuchende an den Pflegeberater bei der Pflegekasse.

Wer hilft weiter?

Bürgertelefon des Bundesministeriums für Gesundheit, Telefon 01805-996603 (14 Ct./min), Mo-Do 8–18 Uhr und Fr 8–12 Uhr.

Pflegekassen

Fragen zur **privaten** Pflegeversicherung beantwortet die telefonische Pflegeberatung des Verbands der Privaten Krankenversicherung (Compass Private Pflegeberatung), Telefon 0800-1018800 (kostenfrei), Mo-Fr 8–19 Uhr und Sa 10–16 Uhr.

Adressen und Pflegetipps Schweiz

Allgemeine Informationen

1. Krankenversicherung

Die soziale Krankenversicherung gewährt allen in der Schweiz lebenden Personen Zugang zu einer guten medizinischen Versorgung. Bei Krankheit oder Unfall stellt sie die medizinische Behandlung sicher, falls eine solche nicht von der Unfallversicherung abgedeckt wird.

Die soziale Krankenversicherung wird von 94 Versicherern („Krankenkassen") durchgeführt, welche gesetzliche Voraussetzungen erfüllen, wie zum Beispiel der Verzicht, nach Gewinn zu streben. Für den Fall, dass ein Versicherer zahlungsunfähig wird, werden die Kosten für die gesetzlichen Leistungen von der so genannten Gemeinsamen Einrichtung übernommen, welche die Finanzierung mit Beiträgen von den Versicherern - auf den Prämien der sozialen Krankenversicherung erhoben – sicherstellt.

Unter „Beratung" können Informationen zur Krankenversicherung heruntergeladen werden.

Weitere Informationen
Bundesamt für Gesundheit BAG, 3003 Bern
Tel: +41 (0)31 322 21 11, Fax: +41 (0)31 323 37 72
http://www.bag.admin.ch/

2. Sozialversicherung

Die Schweiz verfügt über ein wirkungsvolles, solides Sozialversicherungsnetz. Das muss auch in Zukunft und unter schwierigen wirtschaftlichen Bedingungen so bleiben, denn das soziale Netz ist ein wichtiges Element des sozialen Friedens.

Das BSV sorgt in seinem Zuständigkeitsbereich – AHV, Invalidenversicherung, Ergänzungsleistungen, berufliche Vorsorge (Pensionskassen), Erwerbsersatzordnung für Dienst Leistende und bei Mutterschaft sowie Familienzulagen – dafür, dass das Sozialversicherungsnetz gepflegt und den immer neuen Herausforderungen angepasst wird. Zudem ist es auf Bundesebene für die Themenfelder Familie, Kinder, Jugend und Alter, Generationenbeziehungen sowie für allgemeine sozialpolitische Fragen zuständig.

Weitere Informationen
Bundesamt für Sozialversicherungen
Effingerstrasse 20, 3003 Bern
Tel. +41 (0)31 322 90 11, Fax +41 (0)31 322 78 80
http://www.bsv.admin.ch

3. Sozialhilfe

Sozialhilfe sichert die Existenz bedürftiger Personen und fördert deren wirtschaftliche und persönliche Selbständigkeit. Die Sozialhilfe bildet das unterste Netz im schweizerischen System der Sozialen Sicherung. Sozialhilfe wird deshalb nur ausgerichtet, wenn andere Hilfen nicht oder nicht rechtzeitig erhältlich sind. Sozialhilfeleistungen werden im Einzelfall nach dem tatsächlichen Bedarf bemessen. Finanziert werden die Leistungen aus allgemeinen Steuermitteln.

Vom Grundrecht auf Existenzsicherung zu unterscheiden ist die wirtschaftliche Sozialhilfe, die im Wesentlichen in der Kompetenz der Kantone liegt und auch die Teilnahme am kulturellen und sozialen Leben umfasst.

Weitere Informationen finden Sie unter
http://www.bern.ch/stadtverwaltung/bss/sozialamt/sozialdienst/funktionsozialhilfe

4. Pflegeversicherung

In der Schweiz gibt es keine spezielle Pflegeversicherung, welche für die Betreuung von Menschen aufkommt, die wegen Krankheit, Alter oder Behinderung auf fremde Hilfe angewiesen sind. Für medizinische Behandlungen und ärztlich angeordnete Pflegeleistungen hat die obligatorische Krankenversicherung (Grundversicherung) aufzukommen. Die Kosten für Unterkunft und Verpflegung haben die Betroffenen hingegen grundsätzlich selbst zu tragen. Es gibt die Möglichkeit, Letztere zumindest teilweise bei einer privaten Versicherungsgesellschaft abzudecken. Die Prämien dafür sind jedoch sehr hoch. Die entsprechenden Angebote werden denn auch äußerst selten genutzt.

Bei Aufenthalt in einem Pflege- oder Krankenheim ist genau auszuscheiden, welche Kosten der Krankenversicherung belastet werden dürfen und welche nicht. Der Bund hat dazu einen Rahmentarif festgelegt, der zur Anwendung kommt, wenn zwischen dem Heim und den Krankenversicherern kein Tarifvertrag besteht. In Wirklichkeit deckten die Leistungen der Krankenversicherung die effektiven Kosten der ärztlich angeordneten Pflegeleistungen bisher kaum ab. Eine neue Verordnung, die der Bundesrat im Sommer 2002 erlassen hat, verlangt nun aber eine genaue Erfassung dieser Kosten, damit sie vollumfänglich auf die Krankenversicherer abgewälzt werden können. Letztere erwarten deswegen Mehrkosten von jährlich 1,2 Milliarden Franken. Um eine solche Belastung zu vermeiden, schlagen ihnen nahe stehende Kreise die Schaffung einer separaten Pflegeversicherung vor. Dies ist allerdings nicht unumstritten, haben in der Schweiz doch die Ergänzungsleistungen zur AHV/IV weitgehend die Funktion einer (effizienten) Pflegeversicherung übernommen.

Wer von der Spitex oder in einem Pflegeheim betreut wird, hat heutzutage in der Regel zwar erhebliche Kosten zu tragen, welche die Krankenversicherung nicht übernimmt. Da die wenigsten Menschen selbst (vollständig) dafür aufkommen können, erhalten sie dafür jedoch bedarfsabhängige Ergänzungsleistungen zur AHV/IV und allenfalls weitere kantonale und kommunale Zuschüsse. Die Einzelheiten sind örtlich verschieden. Wer über eigenes Vermögen verfügt, hat dieses in der Regel schrittweise weitgehend zu verbrauchen, um in den Genuss dieser bedarfsabhängigen Leistungen zu kommen. Dies führt vor allem in Mittelstandsfamilien immer wieder zu großer Verbitterung, weil die während Jahrzehnten gebildeten Ersparnisse innert weniger Jahre dahinschmelzen. Diese Ersparnisse sind nach der Konzeption des Drei-Säulen-Prinzips aber nicht zuletzt gerade auch für derartige Bedürfnisse vorgesehen.

Weitere Informationen unter
http://www.socialinfo.ch/cgi-bin/dicopossode/show.cfm?id=462

5. Rechtliche Informationen
Rechtliche Informationen und aktuelle Meldungen bietet das Schweizer Portal www.sozialinfo.ch. Unter anderem können Leitfäden heruntergeladen werden.
Informationen finden sich u.a. zu folgenden Themen:

- Gesundheit/Prävention
- Krankheit/Pflege
- Armut/Existenzsicherung
- Alter

6. Chronische Schmerzen
Rücken- und Beinschmerzen, Arthritis, wiederkehrende Kopfschmerzen, CRPS (CRPS = komplexes regionales Schmerzsyndrom), Angina pectoris und periphere Gefäßverschlusserkrankungen sind häufige **Ursachen für chronische Schmerzen**. Außerdem leiden viele Menschen unter chronischen Schmerzen infolge von Krebserkrankungen. Wenn Sie unter chronischen Schmerzen leiden und das Gefühl haben, dass Ihre gegenwärtige Behandlung diese Schmerzen nicht effektiv genug lindern kann, sollten Sie unbedingt mit Ihrem Arzt sprechen.

Die **Auswahl der Behandlung** hängt von der **Art des Schmerzes** sowie der **Stärke des Schmerzes** ab und wie Sie auf die gegenwärtige Therapie reagieren. **Ein multidisziplinärer Ansatz** gegen chronische und Krebsschmerzen, wie er in den spezialisierten **Schmerzkliniken in ganz Europa** verfolgt wird, könnte auch Ihnen helfen, **mit Ihren Schmerzen besser zu leben**.

Behandlungsmöglichkeiten
Die Behandlungsmöglichkeiten sind abhängig von Ihrer speziellen Schmerzart sowie der Schmerzintensität und der Frage, wie gut Ihr Schmerz mit bisherigen Therapien gelindert werden konnte. Sie sollten mit Ihrem Arzt über Behandlungsalternativen sprechen, wenn Ihre bisherige Behandlung die Schmerzen nicht zufriedenstellend kontrollieren kann oder unangenehme Nebenwirkungen aufgetreten sind. Es gibt eine ganze Reihe von Behandlungsmöglichkeiten.

- MediElektrostimulation/Neurostimulation
- Physiotherapie
- Schmerzbehandlungsprogramme inkl. Nervenblockaden, Neurostimulation
- Psychologische Betreuung
- Operative Verfahren, Korrigierende Eingriffe, Neuroablation
- Alternative Therapien

http://www.lebenohneschmerz.ch/

Schweizerische Gesellschaft zum Studium des Schmerzes

Vereinigung Schweizer Schmerzpatienten
c/o Felix K. Gysin
Klingental 5, 4058 Basel
Tel. 061 691 88 77, Fax 061 683 83 43
info@schmerzpatienten.ch, www.schmerzpatienten.ch

Krebsliga Schweiz
Dr. Peter R. Müller, Leiter Schmerzprogramm
Effingerstrasse 40, Postfach 8219, 3001 Bern
Tel. 031 389 91 22, Mobile 079 292 84 32
prm@swisscancer.ch, www.schmerz.ch, www.swisscancer.ch

LITERATUR

Ahonen J., Lahtinen T.: Haltung und Bewegung. In: J. Ahonen, T. Lahtinen, M. Sandström, G. Pogliani: Sportmedizin und Trainingslehre. 2. Aufl., Schattauer, Stuttgart/New York 2003, S. 151, 182, 188-189

Anderson B.: Stretching. Shelter Pl., Bobinsas/Cal. 1980

Bergmark A.: Stability of the lumbar spine. Acta Orthopedia Scandinavica 60 (230): 1–54, 1989

Berquet K. H.: Sitzen und Haltungsschäden, Auswahl und Anpassung der Schulmöbel. Thieme, Stuttgart 1988

Crisco J., Panjabi M.: The intersegmental and multisegmental muscles of the lumbar spine: A biomechanical model comparing lateral stabilising potential. Spine 16: 793–799, 1991

Eder M., Tilscher H.: Schmerzsyndrome der Wirbelsäule. 5. Aufl., Hippokrates Verlag, Stuttgart 1991

Eder M., Tilscher H.: Du und Deine Wirbelsäule. 4. Aufl., Maudrich, Wien 1991

Häflinger U., Schuba V.: Koordinationstherapie. Propriozeptives Training. 2. Aufl., Mayer & Mayer, Aachen 2004, S. 16–46

Hörning M.: Osteoporose – Vorbeugen und Behandeln. Fischer Taschenbuchverlag 1990

Klein P., Sommerfeld P.: Biomechanik der menschlichen Gelenke. Urban & Fischer Verlag 2004

McNeill T., Warwick D., Anderson G., Schultz A.: Trunk strengths in attempted flexion, extension, and lateral binding in healthy subjects and patients with low-back disorders. Spine 5/6: 529–38, 1980

Nentwig C. G., Krämer J., Ullrich C.-H.: Die Rückenschule. Aufbau und Gestaltung eines Verhaltenstrainings für Wirbelsäulenpatienten. 4. Aufl., Hippokrates, Stuttgart 2002

Resch H., Dobnig H., Iglseder P.: Osteoporose. Ursache, Vorbeugung, Therapie. Verlagshaus der Ärzte, Wien 2004

Richardson C., Jull G. et al.: Therapeutic Exercise for Spinal Segmental Stabilization in Low Back Pain: Scientific basis and clinical approach. Churchill Livingston, London 1999

Rosenmayr L.: Die späte Freiheit. Das Alter – ein Stück bewußt gelebten Lebens. Severin und Siedler Verlag, Berlin 1983

Samitz G., Mensink G. (Hrsg.): Körperliche Aktivität in Prävention und Therapie. Hans Marseille Verlag, München 2002

Schlumberger A., Eder K.: Verletzungsprophylaxe durch Stabilisationstraining. Leistungssport 31(5): 26-31, 2001

Schmidt M.: ... und fühle mich so jung dabei. 15 Jahre Gymnastik mit Senioren. Erfahrungen – Anleitungen. Pflaum Verlag, München 1992

Schwesig R., Lauenroth A., Becker R. Hottenrat R.: Das posturale System in Abhängigkeit vom Alter und Geschlecht. Manuelle Medizin 44: 385–390, Springer Verlag 2006

Sollmann A. H.: 5000 Jahre Manuelle Medizin. Marczell-Verlag, Puchleinen 1974

Steinbrück K.: Geschichte der Manuellen Medizin. Vortrag geh. „30 Jahre Abteilung für Manuelle Medizin" Orthopädisches Spital, Wien, 25. Jänner 2001

Tilscher H.: Die Wirbelsäule der Frau. Verlagshaus der Ärzte, Wien 2005

Tilscher H., Eder M.: Klinik der Wirbelsäule. Hippokrates, Stuttgart 1993

Tilscher H., Eder M.: Infiltrationstherapie. 4. Aufl., Maudrich Verlag, Wien 2007

Tilscher H., Eder M.: Wirbelsäulenschule aus ganzheitsmedizinischer Sicht. Verlagshaus der Ärzte, Wien 2007

Tilscher H., Eder M.: Reflextherapie – konservative Orthopädie. Grundlagen, Behandlungstechniken, Richtlinien, Behandlungsführung. 4., überarb. Aufl., Maudrich Verlag, Wien 2008

Tilscher H., Eder M.: Manuelle Medizin – konservative Orthopädie. 5., überarb. Aufl., Maudrich Verlag, Wien 2008

Tilscher H., Hanna M., Eder M.: Erfahrungen bei stationär aufgenommenen Patienten. In: H. Tilscher et al. (Hrsg.): Kopfschmerzen – zur Diagnostik und Therapie von Schmerzenformen außer Migräne. Springer Verlag 1988

Tilscher H., Oblak O.: Untersuchungen von ehemaligen Jugendleistungssportlern. Orthopäd. Praxis 6: 339, 1974

Tilscher H., Steinbrück K.: Symptomatik und manualmedizinische Befunde bei der Hypermobilität. Orthopäd. Praxis 2: 16, 1980

Tilscher H., Thomalske G.: Rücken- und Kreuzschmerz. VCH, Weinheim 1990

Tilscher H., Volc D. et al.: Klinik und Befunde von Schmerzsyndromen des Bewegungsapparates bei Patienten mit gestörter Psyche. Orthopädie und ihre Grenzgebiete. Z. Orthop.: 4, Bd. 122, 393-397, F. Enke Verlag, Stuttgart 1984

Weber F.: Nie wieder Rückenschmerzen! 99 effektive Übungen für den Alltag. 2. Aufl., Rowohlt Verlag, Reinbek b. Hamburg 2005

Wendl I., Graf W., Beer Ch.: Denn das Leben ist Bewegung. Mein persönlicher Bewegungsratgeber. Verlag 55 plus, Wien 2004

Wilke C.: Sensomotorische Leistungen der unteren Extremitäten. Qualifizierung und Trainingsmöglichkeiten in der Rehabilitation. Dissertation. Deutsche Hochschule Köln 2000

GLOSSAR

Abduktoren: Muskeln, die für das Bewegen von Körperteilen von der Körperachse weg (z. B. Heben des Armes), verantwortlich sind
Anamnese: Vorgeschichte einer Krankheit nach Angaben des Kranken
Anteflexion: unter einer Anteflexion versteht man in der Anatomie die Beugung (Flexion)
Arthrose: degenerative, nicht akut entzündliche Erkrankung eines Gelenks als chronisches Leiden
asthenisch: schmalwüchsig
Balneotherapie: Heilbehandlung durch Bäder
Chirotherapie: von einem Arzt ausgeführtes, manuelles Einrenken verschobener Wirbelkörper und Bandscheiben
Coxarthrose: Hüftarthrose
Elektrotherapie: Heilbehandlung mit Hilfe elektrischer Ströme
ergonomisch: die beste wechselseitige Anpassung betreffend zwischen dem Menschen und seinen Arbeitsbedingungen
Ergotherapie: die um einen Teil der Arbeitstherapie erweiterte Beschäftigungstherapie
Evidence-based Medicine (EbM): von englisch evidence-based medicine „auf Beweismaterial gestützte Heilkunde"
Gonarthrose: Arthrose im Kniegelenk
Greifmotorik: Gesamtheit der willkürlichen aktiven Muskelbewegungen beim Greifen
Heilanästhesie: Therapeutische Lokalanästhesie: Injektion eines Lokalanästhetikums zur zeitweise Ausschaltung eines chronischen Schmerzes
Hüftdysplasie: Fehl-/Unterentwicklung der Hüfte
Hyperlordose: Hohlkreuz
Innervierung: mit Nerven oder Nervenreizen versehend
Kahnbein: deutscher Name zweier Knochen: Os scaphoideum: ein Handwurzelknochen; Os naviculare: ein Fußwurzelknochen
Kapuzenmuskel (Trapezmuskel): einer der wichtigsten Rückenmuskeln
Karpaltunnelsyndrom: eine der häufigsten neurologischen Erkrankungen. Es handelt sich dabei um eine Einklemmung des Mittelhandnerven (Nervus medianus) im Handgelenkstunnel, dem so genannten Karpaltunnel.
Konservative Orthopädie: konservativ steht für nicht operativ; Orthopädie: Wissenschaft von der Erkennung und Behandlung angeborener und erworbener Fehler der Haltungs- und Bewegungsorgane
Liniment: dickflüssiges Einreibemittel

Lokalanästhesie: örtliche Betäubung
Mahnbandage: Bandage zur Korrektur einer Fehlhaltung
Mahnmieder: Mieder mit der Funktion der aufrechten Haltung des Oberkörpers bei starken Bandscheibenbeschwerden und chronischen Rückenschmerzen
Mechanotherapie: Therapie mit Hilfe mechanischer Einwirkung auf den Körper (z. B. Massage)
Neuralgie: in Anfällen auftretender Schmerz im Ausbreitungsgebiet bestimmter Nerven ohne nachweisbare entzündliche Veränderungen
Neuropathie: Nervenleiden, Nervenkrankheit
Orthesen: Kurzwort für orthopädische Prothese
Osteochondrose: Veränderung des Bandscheibenknorpels
osteophytär: auf höckerartige Knochenneubildungen bezogen
Osteoporose: Schwund des festen Knochengewebes bei Zunahme der Markräume
pyknisch: untersetzt, gedrungen
Rollhügel: Knochenvorsprünge am Oberschenkelknochen; großer und kleiner Rollhügel zum Ansatz der Hüft- und Beinmuskeln
Schinkenspanner: jene Muskeln, die vom Sitzbein auf die Hinterseite der unteren Extremitäten einstrahlen
Screening: Verfahren zur Reihenuntersuchung
stereotyp: ständig wiederkehrend, unveränderlich
Stützmotorik: sie hat die Aufgabe den Tonus der Muskulatur aufrechtzuerhalten und die Stellung und Gleichgewicht des Körpers zu gewährleisten
subchondrale Sklerosierung: Verdichtung des Knochens unter dem Knorpel
Theraband: Fitness-/Übungsband zum Muskeltraining
Thermotherapie: Heilbehandlung mit Wärme

SACHREGISTER

A

Abbau (Knorpel) 150
Abduktoren 109f.
Abnützungen 48
Abnützungserscheinungen (Wirbelsäule) 45
Absatzhöhe (Schuhe) 85
Abstützen (mit Stock) 155
Abstützen (nach Sturz) 124
Abstützen (am Waschbecken) 135
Abstützen (im Bett) 132
achsengerechte Einstellung (Wirbelsäule) 131
Akupunktur (Knie) 93
Akupunktur 51
Akutschmerz 49
Alarmuhr 124
Alltagsbeweglichkeit 49
Alltagsbewegungen 83
Alter 15f.
Älterwerden 167
Ameisenlaufen 84
angreifen 72
Angst 49f., 125, 163, 168
Anhalten (Treppe) 119
Ankleiden 79
Arbeitsabläufe, monotone 54
Arbeitsfläche 116, 144
Arbeitshaltung 131
Arbeitshöhe (Küche) 144
Arbeitsplatz 143
    ergonomisch ungünstiger A. 54
Arbeitsvorgänge (Gehen, Heben, …) 49
Arbeitsziel 131
Armlehne 115
Arthrose 150ff.
    leichte A. 105

ArthrosepatientInnen, Auflagen für A. 153
ArthrosepatientInnen, Ratschläge für A. 153f.
Arthroseträger 154
ärztliche Beratung (Arthrose) 152
asthenische Menschen 149
Atmen (Liegen im Bett) 133
Atmung (Arthrose) 153
Aufbau (Knorpel) 150
aufrechte Haltung 128
Aufrichten (nach Sturz) 124
Aufrichten (Toilette) 137
Aufstehen 114f., 125
Aufstehen (Bett) 131f.
Aufzug 157
Augenkontrolle 72
Ausdrucksmöglichkeit, seelische 58
Ausfälle, neurologische 65
Ausleuchtung (Gehstrecke) 123
Ausrutschen (Badezimmer) 136
Ausstrahlung (Nackenschmerz) 60
Ausstrahlungsschmerzen (Hüftarthrose) 103
Ausstrahlungsschmerzen (in das Bein) 65
Ausstrahlungsschmerzen 48
    A. in die Arme 61
Autofahren 27

B

Backrohr 144
Bad 135ff.
Badebekleidung 66
Bademantel 136
Badestockerl 136
Badewanne 135f.
Badezimmer 69
Badezusätze 136

191

Ballenbereich (Fuß) 86
Balneotherapie 53
Bandagen (Knie) 94
Bandagen (Kreuz) 118
Bänderschmerzen 64
Bänderschwäche (Fuß) 86
Bandscheiben 57, 65, 130
    Vorwölbung 64
Bandscheibenvorfall 104
Barfußgeher 141
Bauchatmung, vertiefte 166
Bauchmuskeln 40f., 130
Beckenboden (Übungen) 34
Beckenbodenmuskulatur 34
Beckenbodentraining 36
Beckengurt 155
    B. beim Tragen 130
Befindungsstörung 163
Behandlung (Gelenke) 52f.
Behandlung (Muskulatur) 51
Behandlung über die Haut 50
Behandlung über größere nervöse
    Strukturen (Blockaden) 53
Behandlung, konservativ-orthopädische 93
    bei Hüftarthrose 104
Behandlung, manuelle (Verspannungen
    der Muskulatur) 52
Behandlung, medizinische 49ff.
Beinachse 94, 96
Beinmuskulatur 98, 101, 130
Bekleidung 154
Belastung (Sport) 147
Belastung, beim Tragen (Bewegungs-
    apparat) 128
Belastungen (Arthrose) 152
Belastungen (Wirbelsäule) 143
Belastungen, statische 143
Belastungsfaktoren 17
Belastungsreize 157
Bergabgehen 120f., 155
Bergaufgehen 120, 155
Beschwerden (Arthrose) 151f.
Beschwerden (Bewegungsapparat) 47ff.
Beschwerden (Handarbeiten) 146
Beschwerden (Hüftarthrose) 103
Beschwerden, vegetative 50, 168
Beschwerden, wirbelsäulenbedingte 18
Bett 131f.
Bettenmachen 145
Betthöhe 131
Beugen (Küche) 144
Beweglichkeit (Arthrose) 152
Beweglichkeit (Lendenwirbelsäule) 43
Beweglichkeitsbehinderung (Hüfte) 139
Beweglichkeitsbehinderung (Knie) 139
Beweglichkeitsbehinderung (Kreuz) 139
Beweglichkeitseinschränkung (Hüftarthrose)
    103
Beweglichkeitsstörung (Arthrose) 151
Beweglichkeitsstörung (Halswirbelsäule) 61
Beweglichkeitsübungen 20
Bewegung (Gehen) 117
Bewegung (Knie) 95
Bewegung (Sport) 147
Bewegung, körperliche 157
Bewegungen, feinmotorische 146
Bewegungen, übertriebene (Nacken) 59
Bewegungsabläufe 54
    im Zentralnervensystem 149
Bewegungsapparat (Auswirkungen auf B.)
    168
Bewegungsapparat (Beschwerden) 47ff.
Bewegungsapparat 15f.
Bewegungsarmut 147
Bewegungseinschränkung (Badezimmer) 136
Bewegungsmangel (Nacken) 59
Bewegungsprogramme, unökonomische 54
Bewegungssegment (Halswirbelsäule) 24f.
Bewegungstherapie 53
Bewusstlosigkeit 26

Blick (auf den Boden) 117
Blockaden 53
Blockierungskreuzschmerz 64
Boden 141
Bodenbelag 123
Bodenbeschaffenheit 131, 141, 149
Bruchrisiko 158
Brustwirbelsäule 28, 32, 133
Bügelarbeiten 145
Büstenhalter 79

C
chirotherapeutische Manipulation 52
chirotherapeutische Mobilisation 52
chronischer Schmerz 50
Computer 59, 116
Coxarthrose 102ff.

D
Daumenbeweglichkeit 72
Daumensattelgelenk 68
Dehnung (Hüftgelenk) 105
Dehnung (Unterarmmuskulatur) 78
Dehnung für den Nacken 160
Dehnungsübungen 52
Depressionen 61
Diät 157
Drehstuhl 115
Druck (Kniegelenk) 96
Druckprobleme (Frostbeulen) 85
Druckreize 158
Durchblutung (Beine) 99
Durchdrehen des Kopfes 26
Dusche 136
Duschtasse 136

E
Einbauküchen 144
Einbeinstand 127
Einkaufstasche 128, 157

Einlagen (Schuhe) 84, 94
Einlagen, orthopädische 155
Einreibungen 60
Einsamkeit 168
Einschlafen der Hände 61
Einschränkungen (Gehen) 117
Elektrotherapie 53
   Knie 93
Ellbogen 76ff.
Entlastung (Fuß) 85
Entlastung (Gehen) 118
Entlastung (Knie) 95
entspannen 164
Entspannung durch Atmung 166
Entspannung nach Jakobson 164, 166
Entspannungstechniken 166
Entspannungsübungen 52
entzündlicher Schub 60
Erfahrung 167
Erfolgsmuskel, psychischer 21
Ergonomie 143
Ergotherapie 139
Erkrankung (Arthrose) 151
Essen 116
Extremitäten, obere 127

F
Fehlbelastung 104
Fehlbelastung, dynamische 48, 53
Fehlbelastung, psychische 48, 53
Fehlbelastung, statische 48, 53, 59
Fehlbelastungen (Kreuz) 63, 65
Fehlbewegungen (Gehen) 117
Fehlernährung 54
Fehlhaltung 45
   Kreuz 65
Feinmotorik (Hände) 116
Fenster putzen 125, 157
Fenster, offenes 139
Fernsehapparat 59, 62

Fernsehcouch 114
Fernsehen 27, 62
Fernsehfauteuil 114
Fernsehschirm 114
Fernsehstuhl 62
Fersengang 92
Fingerenden 68
Fingergelenke 68
Fingerübungen 70f.
Flexibilität (Arthrose) 153
Freizeitsitz 114
Friktion 52
Frostbeulen 84f.
Funktionsstörung (Knie) 93
Fuß 84ff.
Fußbekleidung 120
Fußbodenheizung 141
Füße, kalte 84
FußpflegerInnen 84
Fußsohle (Sohlenwiege) 85
Fußteil 114
Fußübungen 87ff.
Fußumkippen 85

G

Gangsicherheit 158
Gartenarbeiten 146
Gartengeräte 146
Gedanken 168
Gefahr (Leiter) 121
Gefahr (Treppe) 119
Gehen 66, 113, 117ff., 125, 145, 149, 153f.
   Knie 94
Gehhilfe 128, 155
Gelenk zwischen Schulter und Schlüssel-
   bein 79
Gelenk, abgenütztes 150
Gelenk, arthrotisches 152
Gelenkbeweglichkeit 83
Gelenke 67ff.

   Behandlung 52f.
   Sport 147
Gelenkkapsel (Hüftgelenk) 105
Gelenkkapsel (Schulter) 79
Gelenkknorpel 147, 150
   Hüftgelenk 105
   Knie 93
Gelenkprobleme (Symptome) 48f.
Gelenksersatz 104
Gelenkspaltverschmälerung 151
Gelenkstellung (Beine) 101
Gelenksveränderungen, arthrotische 150
Gene 15
Gesäß 104
Gesäßmuskel 41, 117
Gesäßmuskulatur 42, 109, 130
   mittlere G. 109f.
   seitliche G. 100
Geschicklichkeit 125
   Badewanne 136
   beim Aufstehen 114
Geschicklichkeitsübungen 125f.
   Hände 72ff.
Gesundheitssandalen 86
Gewichtsreduktion 153
Gicht 68
Gleichgewicht 125ff.
   beim Sitzen 114
   G. der Muskeln (Knie) 96
Gleichgewichtsempfinden 58
Gleichgewichtsorgan 126
   zusätzliches G. (Sinnesorgane) 58
Gleichgewichtsstörungen (Gehen) 118
Gleichgewichtsübungen 125f.
Golf 154
Gonarthrose 93
greifen 69, 72
Greiffunktion 68
Greifmotorik 72, 126
Greifzange 130, 139

Griff, dicker 69
Griff, runder 69
Griffe von Geräten 144
Großhirnrinde 164
Grundspannung (Beckenbodentraining) 36
Gutes 168
Gymnastik 17, 37
    tägliche G. 17

H

Halskrause 60
Halswirbelsäule (Übungen) 19ff.
Halswirbelsäule, schädliche Rückneigung
    (Liegen im Bett) 133
Halswirbelsäule-Brustwirbelsäule – Übergang 27
Halswirbelsäulengymnastik 62
Haltearbeit (Rückenmuskulatur) 144
Haltung, aufrechte 128
Haltung, ideale (Stehen) 113
Haltung, innere und äußere 169
Haltungsprogramme, unökonomische 54
Haltungsschaden (Wirbelsäule) 45
Haltungsstörungen 54
Haltungsübung (Halswirbelsäule) 20f.
Haltungsverfall (Frau) 143
Hammerzehen 84, 86
Hammerzehenpolster 86
Hand 67ff.
Hand- und Fingerübungen 70f.
Hand, eingeseifte 69
Handarbeiten 146
Hände, eingeschlafene 61, 69
Handeln (Hände) 67
Händewaschen 135
Handgriffe 67
    Badewanne 136
    Toilette 137
Handlauf 119
Handschuhe 68, 128

Harndrang 34
Haushalt 143ff.
Haushaltsbelastungen 143ff.
Hausmittel (kalte Füße) 84
Hausschuhe 131
Haut (Fuß) 84
Haut (Hand) 68
Heben 129f.
Heilanästhesie (Knie) 93
Heilgymnastik 118
    Knie 93
heilgymnastische Übungen 17ff.
Heilkunst 53
Heilreize 50
    Knie 93
Herumdrehen 125
Herz-Kreislauf-System 118, 148
    Arthrose 153
Herzpuls 148
Hexenschuss 64
Hilfsmittel (Heben) 130
Hinlegen (Bett) 132
Hinsetzen 125
Hocker 114, 136
Hohlkreuz 129
Hornhautverdickungen 84
Hosen 139
Hüftarthrose 102ff.
Hüftbeugen 103
Hüftbeuger 37
Hüftbeugung 114
    Toilette 136
Hüfte 102ff.
Hüfterkrankungen 103
Hüftgelenk 158
Hüftgelenkknorpel (Lebensdauer) 103
Hüftgelenksübungen 105ff.
Hüftmuskeln 105
Hunde 156

I

Immobilität 125, 157
Infiltration 52
    Hüftarthrose 104
    Knie 93
Innervierung (Muskulatur) 147
Instabilität (Bandscheiben) 65
Intimbereich 79

K

Kahnbein 86
Kältetherapie 49, 60
Kapuzenmuskel 21
Karpaltunnelsyndrom 61, 69
keuchen 155
Klavierspiel 73
Kleidung 117, 139f., 149
    bequeme K. 105
Klimaanlage 139
Klimakterium (Wechseljahre) 144
klinische Untersuchung 148
Kneten 74
Knicksenkfuß 86
Knie 93ff.
    Regeln für gesunde Bewegungen 95f.
Kniearthrose 103
Kniebeschwerden 118
Kniebeugung (Toilette) 136
Kniegelenke 97
knien (Reinigungsarbeiten) 145
knieschonende Sportarten 96
Kniestreckmuskulatur 100
Kniestrumpf 154
Knochenabbau 157
Knochenanbau 157
Knochenbruchgefahr (Sturz) 123
Knochenbruchrisiko 157
Knochendichte 157
Knochenschwund 157
Knochenstruktur 147

Knochensubstanzdichtemessung 157
Knorpel (Knie) 95
Knorpelabbau 150
Knorpelaufbau 150
Knorpelschutzpräparate (Knie) 93
Knorpelzellen 150
Konfektionsschuhe 85
Konfliktlösungen 167
konservativ-orthopädische Behandlungen 93
konservativ-orthopädische Fragen 148
Kontrollfähigkeit 117
Koordination (Arthrose) 153
Koordination (Verbesserung) 102
Kopf hoch 169
Kopf vorgebeugt (Handarbeiten) 146
Kopf, vorgeschobener 116
Kopfeinziehen 59
Kopfhaltung 62
Kopfliegehaltung, falsche 60
Kopfstand 59
Körpergewicht (Knie) 95
Körperhaltung, richtige 45f.
Krachgeräusche (bei Kopfbewegungen) 28
Krachgeräusche (Nacken) 60
Kraft (Badewanne) 136
Kraft für den Nacken 160
Kräftigung (Halswirbelsäule) 21
Kräftigung (Hüftgelenk) 105
Kräftigung (Muskulatur) 52
Kraftlosigkeit 49
Krankheit 15f.
Krankheitsbilder 20
Krankheitsverhütung 54
Krebsschmerzen 47
Kreuz 104
Kreuzbereich 17
Kreuzbeschwerden 63ff.
    Zugluft 140
Kreuzschmerzen 36, 104, 163
    muskuläre K. 65

spezifische K. 65
unspezifische K. 63
Kreuzstütze 114
Küche 144
Küchengeräte 144
Kugeln (Spiel mit Kugeln) 75

L

Laborbefunde 63
Last (Tragen) 130
Lasten 128
    schwere L. 127
Laufen 149
Lebenserfahrung 167
Lebensqualität (Arthrose) 152
Lehne 114
Leintuchspannen 145
Leiter 121, 157
Lendenbandage 154
Lendenwirbelsäule (Beweglichkeit) 43
Lendenwirbelsäule (Übungen) 36ff.
Liegen (Knie) 94
Liegeposition 132
Linimente 51
Lokalanästhesie, therapeutische 51f.
Lotionen 68
Lotlinie des Körpers 145
Luftzug, kühler 139

M

Magnetresonanztomografie 65
Mahnbandage 66
Mahnmieder (Kreuz) 118
manuelle Behandlungen (Verspannungen
    der Muskulatur) 52
manuelle Therapie
    Hüftarthrose 104
    Knie 93
Massagen (Hüftarthrose) 104
Matratzen 131

Matrix 150
Matten (Badezimmer) 136
Mechanotherapie 53
Medikamente 125
medizinische Behandlung 49ff.
Mieder 65
mimische Muskulatur 164
Missbrauch, dynamischer (Nacken) 59
Mittelfußknochen 86
Mittelfußköpfchen 86
Mittelgelenke 68
Mittelstellung (Wirbelsäule) 45, 143
Mobilisation, chirotherapeutische 52
Mobilität 93, 157f.
Mobilitätsverlust (Arthrose) 152
Monotherapie 53
Mundhygiene 135
Muskel- und Bänderschwäche (Fuß) 86
Muskelansätze am Schambein 104
Muskelansätze, schmerzhafte (Ellbogen) 76
Muskelfunktion 118
    Arthrose 152
Muskelkraft 66
Muskelmassage 52
Muskeln (Rundrücken) 28
Muskeln (Sport) 147
Muskeln (zur Abschwächung tendierend) 18
Muskeln (zur Verkürzung neigend) 18
Muskeln, geschwächte 113
Muskeln, kurze 52
Muskeln, schmerzhaft verspannte 48
Muskeln, verkürzte 113
Muskelschwäche 65
Muskelschwund 157
Muskelverspannungen 64f.
    Hüftarthrose 104
    Zugluft 140
Muskulatur (Auswirkungen auf M.) 168
Muskulatur (Knie) 95
Muskulatur (Sport) 147

Muskulatur, entspannte 165
Muster (dynamische Abläufe im Arbeits- und Sportbereich) 54

N
Nacken 57ff.
Nackenbereich 17
Nackenbeschwerden (Zugluft) 140
Nackengriff 83
Nacken-Kopf-Schulter-Arm-Beschwerden 57ff.
Nackenprobleme 60ff.
Nackenschmerzen 60f., 163
Nacken-Schulter-Arm-Beschwerden 61
Nacken-Schulter-Tuch 62
Nackenverspannung 168
Nägel, eingewachsene 84
Nähen 146
Nahversorgung 127
Nervenerkrankung (Neuropathie) 47
Nervenfühler 20
Nervensystem, zentrales 54, 163
Nervenwurzeleinklemmung 61, 65
neurologische Ausfälle 65
neurologische Symptome 61
Neuropathie 47
Neutralhaltung 20
Niedersetzen 114
    Toilette 137
Normalfunktion (Knie) 93
Normalmuster 54

O
Oberkörper (Liegen im Bett) 133
Oberkörper (Tragen) 130
Oberkörper, zurückgebeugter (Tragen) 130
Oberschenkelmuskeln 98
Operation (Hüftarthrose) 104f.
Operation (Hüftgelenk) 105
Operation, Zeitpunkt (Knie) 94
Organerkrankungen 61

Orientierung, optische 19, 58
Orthesen 94
Osteochondrose 65
Osteoporose 65, 157ff.
    Übungen 158

P
Pendeln (Bewegungsübung) 110f.
Personen, behinderte (Hinlegen – Aufstehen) 132
Pflege (Hände) 67
physikalische Therapie 53
Polster 62, 133
Positives 168
Prävention 53ff., 149
Primärprävention 54f.
Probleme mit den Zehen 84
Psyche 163ff., 168
psychische Faktoren 54
pyknische Menschen 148

Q
Quaddeltherapie 51

R
Reaktionen, osteophytäre 151
Reflexzonenmassage 51
Rehabilitation 53f., 149
Rehabilitationsmaßnahmen 54
Reibegeräusche (bei Kopfbewegungen) 28
Reifen, geistiges 167
Reinigungsarbeiten 144f.
Rollhügel, großer 102, 104, 158
Rolltreppe 120
Röntgen 65
Röntgenbefund 63
    Hüftarthrose 103
röntgenologische Veränderungen 48
Rotation (Wirbelsäule) 129
Rotatorenmanschette 79

Rückenbürsten 79
Rückenlage (Bett) 131, 133
Rückenlage (nach Sturz) 124
Rückenlehne 114f.
Rückenschmerzen 163
Rückenstrecker 37
Rückenstreckermuskeln 38
Rückneigehaltung (Halswirbelsäule) 146
Rückneigung, schädliche (Halswirbelsäule;
 Liegen im Bett) 133
Rücknickbewegung 116
Rucksack 128, 155
 Tragen 130
Rückzug aus dem Berufsleben 163
Ruhigstellung 49
Rumpfspannung 159
Rundrücken 28, 133
Rutschgefahr 120

S
Salben 51, 68
Schal 62, 140
Schaukelstuhl 114
Schemel 114
Schiene, kleine (Fingergelenke) 68
Schiene, spezielle 68
Schinkenspanner (ham strings) 38f., 99
Schlafstörungen 50
Schlapfen 131
Schleudertrauma 60
Schließfunktion (Beckenbodenmuskulatur) 34
Schlüpfer (Schuhe) 86
Schmerz (als Warnsignal) 47, 58
Schmerzempfinden 168
Schmerzempfindlichkeit 50
Schmerzen (bei Nacht, Hüftarthrose) 105
Schmerzen (Gehen) 117
Schmerzen (Hüftarthrose) 103
Schmerzen (krebsbedingt) 47
Schmerzen bei Nacht 79

Schmerzen, chronische 50, 158
Schmerzerleichterung 169
Schmerzfühler 168
Schmerzmedikamente 49
Schmerzmittel 60
 Hüftarthrose 104f.
Schmerzreiz 48
Schmerzschwelle 168
 herabgesetzte S. 163
Schmerzsymptomatik (Arthrose) 151
Schmerzsyndrome, chronische 47
Schmerztherapie bei Sport trotz Arthrose 154
Schmerzursache 48, 168
Schnürschuh 85
Schnürung (Schuhe) 86
Schock 124
Schonhaltung 64
Schrittstellung (Reinigungsarbeiten) 145
Schub, entzündlicher 60
Schuhe 84, 86, 96, 149, 154
 hohe S. 86
 S. mit Klettverschluss 85
Schuheinlagen 84f.
Schuhlöffel 86
Schuhprobieren im Sitzen 85
Schuhsohle, rutschfeste 105
Schuhwerk 117, 155
Schulter 79ff.
Schulterbereich 17
Schulterblattfixatoren 31
Schultererkrankungen 61
Schultergelenk 79
Schultergelenkarthrose 103
Schultergürtel 155
Schultermuskeln (Rotatorenmanschette) 79
Schultern (Tragen) 130
Schulterschmerzen 146, 163
Schulterverspannung 168
Schürzengriff 83
Schutzreflexe 59

schwere Gegenstände heben 130
Schwerkraftbelastung 145
Schwindel 26, 60, 146
Schwindelsymptome 58
Screening (Vorsorgeuntersuchung) 54
Seele 61, 165, 167ff.
Seife 136
Seitengitter (Bett) 131
Seitenlage (Bett) 131, 133
Seitenlage (nach Sturz) 124
Seitenlehnen 114f.
Sekundärprävention 54f.
Selbstmobilisationsübungen 90f.
Selbstwertgefühl 139
Sensibilitätsstörungen 65
Sensomotorik 154
Setzen 115
Sicht 119, 121
Sinnesorgane 58
Sitzen 66, 114f., 145
    Gymnastik 62
    Hüftarthrose 103
    Knie 94f., 97
Sitzfläche 114f.
Sitzgelegenheiten 114
Sitzhöhe (Toilette) 136f.
Sitzmöglichkeiten 114
Sklerosierung, subchondrale 151
Sohlenprofil 131
Sohlenwiege 85
Spannteppich 141
Spezialanfertigung (Matratze) 131
Spielbein 113
Sport 147ff., 149f., 154
    Aufgaben 148
    falscher oder zu viel betriebener S. 54
    S. trotz Arthrose 149f., 152
Sportarten 149
    knieschonende S. 96
Sportausrüstung 154f.

Sportberatung 147
Sportgeräte 154
Spreizen (Bein) 103f.
Sprunggelenk 85f.
Stabilisierung (Gelenke) 52
Stabilität 58
    Lendenwirbelsäule 34
    Wirbelsäule 34
Standbein 113, 127
Standsicherheit 158
Stehen 66, 113, 125, 145, 153
    einbeiniges S. 127
    Knie 94
Steifigkeit 49
Sticken 146
Stock 94f., 118
    Wandern 121, 155
Stolpern 118
Stress 59
Stricken 146
Strumpfanzieher 139
Strümpfe 139
Stufenbelag 120
Stuhl 157
Sturz 123f., 157f.
Sturzgefahr 123f., 141
Sturzrichtung 123
Sturzvermeidung 123
Stützbandage (Knie) 94
Stütze 127
Stützkrücke 94, 118
Stützmotorik 72, 126
Stützstrümpfe 86
Symptome, neurologische 61

T

Tai Chi 20
Tempo (Wandern) 155
Tennis 154
Teppich 123, 141

Tertiärprävention 54f.
Theraband 162
therapeutische Lokalanästhesie 51f.
Therapie manuelle (Hüftarthrose) 104
Therapie, manuelle (Knie) 93
Therapie, physikalische 53
Therapieakkord 53
Thermotherapie 53
Tisch 116
Toilette 136f.
Tonisierung 169
Tragehilfen 128
Tragen 127, 130
    beidarmiges T. 120
    Knie 95
    richtiges T. 127ff.
    seitliches T. 130
    T. hinten 130
    T. vorne 130
Training, regelmäßiges (Hüftgelenk) 105
Treppen 157
Treppensteigen 95, 119f.
    hinauf 95, 119
    hinunter 95, 119f.
Tresor (Rückenmark) 58
Tuch 140
Tücher (mit Griffen versehen) 79
Türgriffe (Türklinken) 69
Turnschuhe 105
Turnübungen 66

U

Üben 54
Überbelastung, seelische 59
Überbeweglichkeit (Wirbel) 66
Überbeweglichkeitskreuzschmerz 64
Überlastungen 163
Überlastungsdepression 163
Überstrecken (Küche) 144
Überträgersubstanzen 163

Übungen (Aufgaben und Ziele) 18
Übungen (einbeiniges Stehen) 127
Übungen (Verspannungen) 164
Übungen, heilgymnastische 17ff., 158
Übungen, tägliche 169
Ultraschallanwendung (Knie) 93
Umhang 140
Ungeschicklichkeit 72
    Hände 72
unökonomische Bewegungsprogramme 54
unökonomische Haltungsprogramme 54
Unsicherheit 49, 123, 125
Unterarmmuskulatur (Dehnung) 78
Untersuchung, klinische 150
Untersuchung, klinisch-manuelle 65
Untersuchung, körperliche 63
    Hüftarthrose 104

V

vegetative Beschwerden 50
Veränderungen, degenerative (Arthrose) 151
Veränderungen, röntgenologische 48
Verdunstung, verstärkte 139
Verkürzung (Muskulatur) 37
Verletzungsprophylaxe (Arthrose) 153
Versorgung, nervliche 147
Verspannungen 163
    innere V. 50
    muskuläre V. 37, 65
    muskuläre V. (Zugluft) 140
Verstimmtheiten 168
Verstimmung, traurige 49
Vertebralarterie 57
Vierfüßlerposition 124
Vorbeugehaltung 116, 129
    Gartenarbeiten 146
    Gehen 117
    Küche 144
    Reinigungsarbeiten 145
    Toilette 136

Waschbecken 135
Vorschäden 150
Vorsorgeuntersuchung 54
Vorwölbung der Bandscheibe 64

W
Wadenmuskulatur 99, 101
Wagerl 128
Wandern 154
Wärmetherapie 50
Warnsignal (Schmerz) 58
Waschbecken 135
Wasserhahn 69
Wechseljahre 144
weibliche Wirbelsäule 144
Weichteiltechnik 52
Wettstreit (Sport) 147
Wirbel, osteoporotischer 130
Wirbelbogengelenke 57
   blockierte W. 64
   Mittelstellung 45
Wirbelgleiten 66
Wirbelsäule (deren Aufgaben) 58
Wirbelsäule, stabile 127, 160
Wirbelsäulenabschnitte, bewegungsgestörte 18
Wirbelsäulenbelastung (beim Bügeln) 145
Wirbelsäulenbeschwerden (Symptome) 48f.

Y
Yoga 20, 165

Z
Zähneputzen 135
Zehen (Probleme) 84
Zehengang 92
Zehenspreizer 86
Zeitpunkt Operation (Knie) 94
zentrales Nervensystem 54, 149
Zug (Kniegelenk) 96

Zug und Druck 161
Zugempfindlichkeit 66, 139f.
Zugreize 158
zurückgebeugt (Gartenarbeiten) 146
Zustände, depressive 168
Zwischenschulterblattmuskeln 31

Adressen und Pflegetipps Österreich 171ff.
Angehörigenberatung 172
Besuchsdienst 172
DorfhelferIn 173
Fahrtendienste 173
Familienhilfe 173
Gebührenbefreiung von Telefon, Fernsehen und Radio 175
Hauskrankenpflege 173
Heimhilfen 173
Mietzins- und Wohnbeihilfe 176f.
mobile therapeutische Dienste 174
persönliche Assistenz 175
Pflegegeld 175f.
Pflegehilfe 174
Psychosozialer Dienst (PSD) 174
Rezeptgebührbefreiung 171
Rezeptgebührdeckelung 171
soziale Dienste 172
Verleih von Pflegebehelfen 174
weitere soziale Dienste 174f.

Adressen und Pflegetipps Deutschland 178ff.
allgemeine Informationen 179
Bürgertelefon 182
Bürgertelefon des Bundesministeriums für Gesundheit 178
Grundsicherung im Alter und bei Erwerbsminderung 180
Krankengeld 179
Pflegeberatung 178
Pflegekassen 182

Pflegestützpunkte und Pflegeberatung 182
Pflegeversicherung 181
Sozialhilfe 180
Übergangsgeld 179
Wohngeld 181
Zuzahlungsbefreiung für chronisch Kranke 179

Adressen und Pflegetipps Schweiz 183ff.
Behandlungsmöglichkeiten 185
Chronische Schmerzen 185
Krankenversicherung 183
Pflegeversicherung 184
Rechtliche Informationen 185
Sozialhilfe 183
Sozialversicherung 183

BILDNACHWEISE

S. 17: © Pamela Moore – istockphoto.com
S. 50: © PeJo – Fotolia.com
S. 51, oben: © makuba – Fotolia.com
S. 51, unten: © fotoARts – Fotolia.com
S. 52: © Walter Luger – Fotolia.com
S. 57: © elvira gerecht – Fotolia.com
S. 59: © Johanna Mühlbauer – Fotolia.com
S. 61: © Sebastian Kaulitzki – Fotolia.com
S. 63: © RRF – Fotolia.com
S. 64: © Andrea Schiffner – Fotolia.com
S. 65: © arsdigital.de – Fotolia.com
S. 67, 68: © Sebastian Kaulitzki – Fotolia.com
S. 71: © japolia – Fotolia.com
S. 76, 79, 84, 93, 102: © Sebastian Kaulitzki – Fotolia.com
S. 104: © Bergringfoto – Fotolia.com
S. 114: © Erica Essick – Fotolia.com
S. 116: © Konstantin Sutyagin – Fotolia.com
S. 119: © A. Sokoloff – istockphoto.com
S. 120: © Andrew Nokes – istockphoto.com
S. 121: © Wolfgang Amri – istockphoto.com
S. 125: © lisalucia – Fotolia.com
S. 131: © Iain Sarjeant – istockphoto.com
S. 136: © Jens Hilberger – Fotolia.com
S. 137: © Paylessimages – Fotolia.com
S. 140: © Knud Nielsen – istockphoto.com
S. 144: © oliver-marc steffen – Fotolia.com
S. 145, Mitte: © Mary Hope – istockphoto.com
S. 145, unten: © Stephen Coburn – Fotolia.com
S. 146: © LianeM – Fotolia.com
S. 149: © jamstockfoto – Fotolia.com
S. 150: © Simone van den Berg – Fotolia.com
S. 151 oben: © Sebastian Kaulitzki – Fotolia.com
S. 154: © Patrizia Tilly – Fotolia.com
S. 155: © falkjohann – Fotolia.com
S. 158 oben: © kgerakis – istockphoto.com
S. 167: © absolut – Fotolia.com
S. 168: © NiDerLander – Fotolia.com